肾

肾脏替代疗法，包括透析和肾移植，是一种有效的针对终末期肾病患者的救命治疗方法。肾移植通常比透析更受欢迎，因为它与更低的死亡率、更高的生活质量和更低的成本相关。

# 肾脏替代治疗的卫生经济学评估

Shenzang Tidai Zhiliao De  Weisheng Jingjixue Pinggu

张 叶/著

U0302007

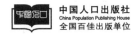
中国人口出版社
China Population Publishing House
全国百佳出版单位

**图书在版编目（CIP）数据**

肾脏替代治疗的卫生经济学评估/张叶著 . -- 北京：
中国人口出版社，2022.3

ISBN 978 - 7 - 5101 - 8538 - 0

Ⅰ.①肾… Ⅱ.①张… Ⅲ.①肾疾病 - 治疗 - 卫生经
济学 - 研究 Ⅳ.①R692.05

中国版本图书馆 CIP 数据核字（2022）第 023109 号

# 肾脏替代治疗的卫生经济学评估
SHENZANG TIDAI ZHILIAO DE WEISHENG JINGJIXUE PINGGU
张 叶 著

| | | |
|---|---|---|
| 责 任 编 辑 | 于艳慧 | |
| 装 帧 设 计 | 刘海刚 | |
| 责 任 印 制 | 林 鑫 王艳如 | |
| 出 版 发 行 | 中国人口出版社 | |
| 印 刷 | 北京朝阳印刷厂有限责任公司 | |
| 开 本 | 710 毫米 ×1 000 毫米 1/16 | |
| 印 张 | 9.25 | |
| 字 数 | 144 千字 | |
| 版 次 | 2022 年 3 月第 1 版 | |
| 印 次 | 2022 年 3 月第 1 次印刷 | |
| 书 号 | ISBN 978 - 7 - 5101 - 8538 - 0 | |
| 定 价 | 48.00 元 | |

| | |
|---|---|
| 网 址 | www.rkcbs.com.cn |
| 电 子 信 箱 | rkcbs@126.com |
| 总编室电话 | （010）83519392 |
| 发行部电话 | （010）83510481 |
| 传 真 | （010）83538190 |
| 地 址 | 北京市西城区广安门南街 80 号中加大厦 |
| 邮 政 编 码 | 100054 |

# 前　言

肾脏替代疗法，包括透析和肾移植，是一种有效的针对终末期肾病患者的救命治疗方法。肾移植通常比透析更受欢迎，因为它与更低的死亡率、更高的生活质量和更低的成本相关。尽管有这些优势，肾移植对于所有能从中受益的人来说，其可得性是一大问题，要受限于稀缺的肾脏器官。

本书的总体目标是探讨获得肾移植的公平性以及肾移植相对于透析治疗的有效性、成本和成本效果情况。本书中所有研究使用的数据来自瑞典肾病注册数据库（Swedish Renal Registry，SRR），它是瑞典国家级的接受肾替代疗法的患者的登记数据库，这一数据库与其他的国家注册数据库和区域的医疗保健利用数据库链接起来。本书采用 Logistic 回归模型和 Cox 比例风险回归模型研究患者的收入、受教育程度和其是否能被列入肾移植候补名单，以及被列入肾移植候补名单后是否能接受肾移植之间的相关关系。采用双重稳健的反转概率加权回归调整（inverse-probability-weighted regression adjustment，IPWRA）方法来估计不同治疗方式对生存时间和医疗费用的影响。本书所包含的研究的结果表明，收入和受教育程度高的患者比收入和受教育程度低的患者有更高的获得肾移植的机会。本书将获得肾移植的过程分为两步：首先是将患者列入肾移植候补名单，其次是患者获得肾移植的机会。对于收入和受教育程度较高的患者来说，被列入肾移植候补名单的机会比之后获得肾移植的机会更大。与透析治疗相比，肾移植治疗的生存优势大约是 14 年。肾移植的生存优势在男性和女性之间无显著差异。肾移植在移植手术后的第一年并没有节约成本，但在肾移植手术后的第二年、第三年、三年内以及终身，肾移植是节约成本的。

综上所述，本书的研究结果表明，对于瑞典终末期肾病患者治疗来说，在患者接受肾移植的过程中存在着与其社会经济地位相关的不平等。此外，列入肾移植候补名单的不平等程度远远大于在列入肾移植候补名单后获得肾移植的不平等程度。相对于透析治疗，肾移植治疗增加了患者的生存时间，并降低了患者的医疗保健费用。将获得肾移植治疗的不平等和肾移植治疗相对于透析治疗的优势结合起来看，可得出结论，具有优越社会经济地位的患者的生存时间较长，并且花费的医疗保健成本更低。不过，在获得肾移植治疗机会和肾移植的生存优势方面都不存在性别不平等。

# 目　　录

第一章　研究的背景和意义 ……………………………………… 1

第二章　研究目标和研究贡献 …………………………………… 11

第三章　研究内容和方法 ………………………………………… 16

第四章　研究结果概述 …………………………………………… 32

第五章　讨论与建议 ……………………………………………… 35

第六章　终末期肾脏疾病的治疗是否存在不平等 ……………… 49

　　第一节　概　　述 …………………………………………… 50

　　第二节　终末期肾病患者治疗的基本情况 ………………… 56

　　第三节　社会经济水平对获得肾移植的影响 ……………… 56

　　第四节　讨论与建议 ………………………………………… 61

第七章　肾移植过程中的社会经济不平等 ……………………… 70

　　第一节　概　　述 …………………………………………… 71

　　第二节　终末期肾病患者的基线特征 ……………………… 77

　　第三节　患者的社会经济地位对其进入肾移植候补名单的影响 … 77

　　第四节　患者的社会经济地位对其获得肾移植的影响 …… 81

　　第五节　敏感性分析 ………………………………………… 85

　　第六节　讨论与建议 ………………………………………… 86

第八章　肾移植相对于透析对生存时间的影响 ………………… 94

　　第一节　概　　述 …………………………………………… 94

　　第二节　肾移植和透析治疗的生存时间描述分析 ………… 100

　　第三节　终末期肾病患者的平均生存时间 ………………… 102

第四节 讨论与建议 ……………………………………………… 105

**第九章 肾移植和透析治疗对医疗费用的影响** ………………… 114

第一节 概 述 ……………………………………………… 115

第二节 透析和肾移植患者的基线特征和标准化差异 ………… 120

第三节 不同治疗方式对总医疗费用的影响 …………………… 122

第四节 不同治疗方式对住院费用的影响 ……………………… 123

第五节 不同治疗方式对门诊和初级保健费用的影响 ………… 124

第六节 敏感性分析 ………………………………………… 125

第七节 讨论与建议 ………………………………………… 125

**第十章 血液透析和腹膜透析** ……………………………… 132

第一节 研究意义 ………………………………………… 132

第二节 国内外研究现状 …………………………………… 134

第三节 推广腹膜透析的阻碍性因素 ………………………… 137

第四节 未来需解决的问题 ………………………………… 137

# 第一章  研究的背景和意义

## 一、终末期肾病及其治疗方法

我们人体的肾脏可以过滤血液中的废物和多余液体，这些废物和多余液体会随尿液排出体外。如果肾脏器官失去其过滤功能，危险水平的液体和电解质废物会在体内堆积[1]。当肾功能衰竭达到晚期，其结果是终末期肾病（end-stage renal disease，ESRD），此时肾脏不再能够正常工作以满足身体的需要[1]。终末期肾病被定义为不可逆转的严重肾脏损害，患者只能通过透析或肾移植来维持生命，也就是肾脏替代治疗（renal replacement therapy，RRT）[2]。终末期肾病患者的治疗费用占高收入国家卫生保健总支出的1%～2%，而患者人数大约占总人口的0.1%[3]。在瑞典，终末期肾病的患病率为每百万居民中有756人。从国际角度来看，这个患病率是低的，但它却是北欧5个国家中最高的[4]。在瑞典，治疗终末期肾病的总成本每年约为31亿瑞典克朗（Swedish krona，SEK）[5]。透析治疗包括血液透析（hemodialysis）和腹膜透析（peritoneal dialysis）。血液透析是利用血透机来净化血液，患者可以在透析中心或家里进行[6]。腹膜透析使用的是腹部的衬里（腹膜）和一种被称为透析液的清洗溶液来清洗血液；如果有合适的区域，患者可以在家里甚至可以在工作场所进行[7]。人们需要清楚地认识到，即使患者接受透析治疗，他们仍可能会出现一些肾功能衰竭的并发症[6-7]。

肾移植（kidney transplantation，KTx）是一种给患者一个从别人的身体里获得的健康的肾的手术治疗。新的肾脏器官可能来自活体捐赠者（通常情况下是病人认识的人）或者来自已故捐赠者[8]。健康的肾脏可以做患者以前肾功能正常时肾脏做的同样的工作，即从患者的血液中过滤废物和多余的液体[8]。然而，并不是每一个患者都适合肾移植（例如，当患者有肝炎等活动性感染病时就不适合进行肾移植），而且肾移植这一大手术还会带来相关的风险，如接受肾移植的患者的身体对移植的肾脏出现排斥反应。

相对于血液透析或腹膜透析，肾移植通常被认为是首选的治疗方法，因为它与更低的死亡率、更高的生活质量和更低的成本有关[9-11]。然而，它对所有能从中受益的人的可得性是有限的，原因是肾脏器官的缺乏[12]。

## 二、获得肾移植机会的均等性

瑞典是一个拥有公共税收资助的全民医疗保健体系的国家，对终末期肾病的治疗几乎没有任何需要等候的名单，除了肾移植治疗外，因为肾脏器官的评估和分配要基于许多因素[4]。患者最终可以接受肾移植治疗，要经过以下几个步骤：（1）深入评估患者的生理和心理是否适合肾移植，以及患者的家庭状况（潜在的活体器官捐赠者）；（2）将合适的患者列入肾移植候补名单，并登记他们的血型和组织类型；（3）给患者分配一个血型和组织类型兼容的肾脏器官。患者进入肾移植候补名单是获得肾移植的一个关键的中间步骤。瑞典有四个独立的器官移植中心，分别位于瑞典四个最大的城市（斯德哥尔摩、哥德堡、马尔默和乌普萨拉）。这些中心对于移植器官的分配政策略有不同，但这四个中心都主要考虑血型相容性和患者的等候时间，不应该考患者的社会经济地位（socioeconomic status，SES）。社会经济地位，是结合经济学和社会学关于某个人工作经历和个体或家庭基于收入、教育和职业等因素相对于其他人的经济和社会地位的总体衡量[13-14]。瑞典的肾脏分配政策在本书所用的数据收集期间（1995～2013年）没有变化。瑞典医疗保健系统的目标是：为所有瑞典公民提供良好、平等的医疗服务。鉴于目前肾脏器官缺乏，医疗保健提供者自然会采用不同的标准来对潜在的肾移植候补患者进行优先级别的排序，作为对有限的肾脏进行配给的一种手段。很久以来，北欧国家的传统是减少甚至试图消除社会不平等，无论是在医疗保健领域（不管患者的社会经济地位如何，都应给予所需的治疗），还是在整个社会。考虑到瑞典医疗保健系统的分散化性质，并且既没有出台评估获得肾移植资格的国家指南，也没有出台分配肾脏器官的国家指南，因此，患者社会经济地位与获得肾移植机会是否有关成为一个值得关注的重要问题[15]。

以前此类研究主要来自美国、英国和法国，已经表明年龄、性别、种族/民族、社会经济地位、婚姻状况和患者意识与肾移植的获得有关[16-25]。社会经济地位的作用是复杂的，因为它影响患者获得肾移植过程中的所有服务[26]。例如，社会经济地位高的患者可能会更好地与医疗保健提供者交流[16]。然而，之前的研究大多数使用患者居住地邮政编码作为衡量其社会经济地位的唯一指标。此外，这些研究报告的社会经济地位有关的肾移植不平等结果是不一致的。例如，来自英国和法国的研究发现：生活在弱势社区的患者与生活在条件优越社区的患者相比，获得肾移植的机会是均等的[17,19]。然而，来自美国的一项研究发现：住在弱势社区对获得肾移植机会会产生负面影响[22]。来自美国的一项研究，采用受教育程度作为患者社会经济地位状况的指标，发现：受教育程度较高的患者有更大的机会被列入肾移植候补名单并接受肾移植[16,18]。国际透析结果和实践模式研究（Dialysis Outcomes and Practice Patterns Study，DOPPS）同时控制了患者的收入和受教育程度这两个社会经济地位影响因素，研究发现，只有收入与获得肾移植（正）相关[27]。以往研究最重要的局限性在于：（1）收入的测量是在地区水平（邮政编码或社区贫富程度）而不是个体水平，这就引入了测量误差，可能会导致对收入影响的有偏估计；（2）DOPPS研究是唯一的包括一项以上社会经济地位测量指标的研究；（3）研究仅包括相关人群的一个子样本或忽略了潜在的重要混杂因素，如血型和合并症，这可能会导致对社会经济地位影响的高估[16-17,22]。

## 三、肾移植治疗相对于透析治疗的预后结果

在比较临床研究中几种干预或治疗的结果时，随机对照试验（randomized controlled trial，RCT）被认为是"金标准"，因为它允许为参与者随机地（偶然地）分配接受一种干预或治疗方法。随机化确保试验中两组（或更多组）人群尽可能地相似，除了他们接受的干预或治疗不同，这就意味着组间的结果差异完全取决于所接受的干预或治疗。随机对照试验的目的是证明干预或治疗的有效性，同时通过随机分配干预/治疗确保内部效度[28]。然而，外部效度是无法保证的，因为具体试验的情况可能不能保证可推广到更具异质性的现实世界中接受治疗的患者组[28]。此外，在某些情况下随机对照试验被认为是不可行和不符合伦理的，如在比较肾移植治疗和透析治疗的预后结果时。在这种情况下，使用来自实际医疗实践的观察性数据是比较肾移植相对于透析治疗效果的最可行的方法[29]。然而，当用观察性数据进行分析时，会有选择性偏倚的问题（比如，通常预后较好的患者更可能接受肾移植而不是透析治疗），而且观察性数据还存在不能调整所有相关的患者特征的问题[30]。由此，一个重要的问题出现了，即如何处理观察性研究中的选择偏倚以对肾移植和透析的相对效果进行适当的比较。传统的处理选择偏倚的方法是使用多元回归模型。之前来自美国和瑞典的研究采用多变量 Cox 回归模型来比较肾移植和透析患者的死亡率，结果发现：与列入肾移植候补名单接受透析的患者相比，接受肾移植的患者具有更优的长期生存率[9,31-32]。来自澳大利亚和挪威的研究表明，与透析相比，肾移植似乎能给 60 岁以上和 70 岁以上的患者分别带来生存优势[33-34]。近年来，使用倾向性评分的方法来调整选择偏倚越来越流行[35]，一些研究已经将这种方法与 Cox 回归模型相结合。巴亚（Bayat）等[36]使用了按倾向性评分分层的 Cox 回归模型进行分析，研究结果表明，与透析相比，肾移植与生存率提高有关，而且肾移植的益处在 60 岁以上的患者中持续存在。莫尔纳（Molnar）等[37]对透析和肾移植的患者进行倾向性评分匹配，之后采用 Cox 回归模型分析，结果发现，与透析相比，肾移植与 65 岁以上患者的生存率提高有关。

就成本而言，斯滕温克尔（Stenvinkel）发现透析的成本为 60 万瑞典克朗（68 924 欧元，按照 2012 年汇率换算）/年；肾移植第一年的成本是 20 万瑞典克朗（22 975 欧元），第二年的成本是 10 万瑞典克朗

（11 487欧元）[5]。另一项来自瑞典的研究也发现，肾移植可以避免未来
10 年66% ~79% 的预期医疗成本，为每位患者最少节省38 万欧元（按
2012 年价格计算）[38]。然而，为了对肾移植和透析之间的成本进行公
平的比较，考虑治疗选择偏倚是很重要的。接受肾移植治疗的患者比接
受透析的患者通常更年轻、更健康、受教育程度更高。这可能就是为什
么以前大多数研究都采用倾向性评分匹配的方法比较血液透析和腹膜透
析的费用，因为接受这两种透析治疗的患者之间的差异较接受肾移植治
疗和透析治疗的患者之间的差异更小[39-40]。先前有关透析和肾移植成
本的研究通常只评估其中一种治疗方式的成本或使用模型法来描述这两
种治疗方式的成本[41-43]，由于治疗方式选择偏倚的存在，尚缺乏具有
可比性的肾移植和透析治疗的成本研究。获得具有可比性的肾移植和透
析治疗的生存时间和成本后，可以进一步进行相应的成本效果分析。

## 参考文献

［1］ National Kidney Foundation. K/doqi clinical practice guidelines for chronic kidney disease：evaluation，classification and stratification ［J］. American Journal of Kidney Diseases，2002，39：S1-S266.

［2］ ABBASI M A，CHERTOW G M，HALL Y N. End-stage renal disease ［J］. BMJ Clinical Evidence，2010，2010：2002.

［3］ DE VECCHI A F，DRATWA M，WIEDEMANN M E. Healthcare systems and end-stage renal disease（ESRD）therapies—an international review：costs and reimbursement/funding of ESRD therapies ［J］. Nephrology Dialysis Transplantation，1999，14（suppl 6）：31-41.

［4］ WIKSTRÖM B，FORED M，EICHLEAY M A，et al. The financing and organization of medical care for patients with end-stage renal disease in Sweden ［J］. International Journal of Health Care Finance and Economics，2007，7（4）：269-281.

［5］ STENVINKEL P. Chronic kidney disease：a public health priority and harbinger of premature cardiovascular disease ［J］. Journal of Internal Medicine，2010，268（5）：456-467.

［6］ National Kidney Foundation. K/doqi clinical practice guideline for hemodialysis adequacy：2015 update ［J］. American Journal of Kidney Diseases，2015，66（5）：884-930.

［7］ WOODROW G，FAN S L，REID C，et al. Renal Association Clinical Practice Guideline on peritoneal dialysis in adults and children ［J］. Bmc Nephrology，2017，18（1）：333.

［8］ KASISKE B L，ZEIER M G，CHAPMAN J R，et al. KDIGO clinical practice guideline for the care of kidney transplant recipients：a summary ［J］. Kidney International，2009，77（4）：299-311.

［9］ WOLFE R A，ASHBY V B，MILFORD E L，et al. Comparison of mortality in all patients on dialysis，patients on dialysis awaiting transplantation, and recipients of a first cadaveric transplant [J]. The New England Journal of Medicine, 1999, 341 (23): 1725-1730.

[10] NEIPP M, KARAVUL B, JACKOBS S, et al. Quality of life in adult transplant recipients more than 15 years after kidney transplantation [J]. Transplantation, 2006, 81 (12): 1640-1644.

[11] DE WIT G A, RAMSTEIJN P G, DE CHARRO F T. Economic evaluation of end stage renal disease treatment [J]. Health Policy, 1998, 44 (3): 215-232.

[12] KNOLL G. Trends in kidney transplantation over the past decade [J]. Drugs, 2008, 68 (1): 3-10.

[13] POLLACK C E, CHIDEYA S, CUBBIN C, et al. Should health studies measure wealth? A systematic review [J]. American Journal of Preventive Medicine, 2007, 33 (3): 250-264.

[14] ADLER N E, BOYCE T, CHESNEY M A, et al. Socioeconomic status and health. The challenge of the gradient [J]. The American Psychologist, 1994, 49 (1): 15-24.

[15] OMAR F, TINGHÖG G, CARLSSON P, et al. Priority setting in kidney transplantation: a qualitative study evaluating Swedish practices [J]. Scandinavian Journal of Public Health, 2013, 41 (2): 206-215.

[16] SCHAEFFNER E S, MEHTA J, WINKELMAYER W C. Educational level as a determinant of access to and outcomes after kidney transplantation in the United States [J]. American Journal of Kidney Diseases, 2008, 51 (5): 811-818.

[17] SCHOLD J D, GREGG J A, HARMAN J S, et al. Barriers to evaluation and wait listing for kidney transplantation [J]. Clinical Journal of the American Society of Nephrology, 2011, 6 (7): 1760-1767.

[18] KHATTAK M W, SANDHU G S, WOODWARD R, et al. Association of marital status with access to renal transplantation [J]. American Journal of Transplantation, 2010, 10 (12): 2624-2631.

[19] ONISCU G C, SCHALKWIJK A A, JOHNSON R J, et al. Equity of

access to renal transplant waiting list and renal transplantation in Scotland: cohort study [J]. British Medical Journal, 2003, 327 (7426): 1261.

[20] ARCE C M, GOLDSTEIN B A, MITANI A A, et al. Differences in access to kidney transplantation between Hispanic and non-Hispanic whites by geographic location in the United States [J]. Clinical Journal of the American Society of Nephrology, 2013, 8 (12): 2149-2157.

[21] BLOEMBERGEN W E, MAUGER E A, WOLFE R A, et al. Association of gender and access to cadaveric renal transplantation [J]. American Journal of Kidney Diseases, 1997, 30 (6): 733-738.

[22] KIHAL-TALANTIKITE W, VIGNEAU C, DEGUEN S, et al. Influence of socio-economic inequalities on access to renal transplantation and survival of patients with end-stage renal disease [J]. PLoS One, 2016, 11 (4): e0153431.

[23] GRACE B S, CLAYTON P A, CASS A, et al. Transplantation rates for living- but not deceased-donor kidneys vary with socioeconomic status in Australia [J]. Kidney International, 2013, 83 (1): 138-145.

[24] GOLDFARB-RUMYANTZEV A S, SANDHU G S, BAIRD B, et al. Effect of education on racial disparities in access to kidney transplantation [J]. Clinical Transplantation, 2012, 26 (1): 74-81.

[25] MACKELAITE L, GAWEDA A E, MUHS E, et al. Impact of patient awareness on access to transplantation in end stage renal disease [J]. World Journal of Nephrology and Urology, 2014, 3 (2): 67-71.

[26] GOLDFARB-RUMYANTZEV A S, KOFORD J K, BAIRD B C, et al. Role of socioeconomic status in kidney transplant outcome [J]. Clinical Journal of the American Society of Nephrology, 2006, 1 (2): 313-322.

[27] SATAYATHUM S, PISONI R L, MCCULLOUGH K P, et al. Kidney transplantation and wait-listing rates from the international Dialysis Out-

comes and Practice Patterns Study（DOPPS）[J]. Kidney International, 2005, 68 (1): 330-337.

[28] BLOMMESTEIN H M, FRANKEN M G, UYL-DE GROOT C A. A practical guide for using registry data to inform decisions about the cost effectiveness of new cancer drugs: lessons learned from the PHAROS registry [J]. Pharmacoeconomics, 2015, 33 (6): 551-560.

[29] DREYER N A, SCHNEEWEISS S, MCNEIL B J, et al. GRACE principles: recognizing high-quality observational studies of comparative effectiveness [J]. American Journal of Managed Care, 2010, 16 (6): 467-471.

[30] HADLEY J, YABROFF K R, BARRETT M J, et al. Comparative effectiveness of prostate cancer treatments: evaluating statistical adjustments for confounding in observational data [J]. Journal of the National Cancer Institute, 2010, 102 (23): 1780-1793.

[31] TENNANKORE K K, KIM S J, BAER H J, et al. Survival and hospitalization for intensive home hemodialysis compared with kidney transplantation [J]. Journal of the American Society of Nephrology, 2014, 25 (9): 2113-2120.

[32] MEDIN C, ELINDER C G, HYLANDER B, et al. Survival of patients who have been on a waiting list for renal transplantation [J]. Nephrology Dialysis Transplantation, 2000, 15 (5): 701-704.

[33] JOHNSON D W, HERZIG K, PURDIE D, et al. A comparison of the effects of dialysis and renal transplantation on the survival of older uremic patients [J]. Transplantation, 2000, 69 (5): 794-799.

[34] HELDAL K, HARTMANN A, GROOTENDORST D C, et al. Benefit of kidney transplantation beyond 70 years of age [J]. Nephrology Dialysis Transplantation, 2010, 25 (5): 1680-1687.

[35] STÜRMER T, JOSHI M, GLYNN R J, et al. A review of the application of propensity score methods yielded increasing use, advantages in specific settings, but not substantially different estimates compared with

conventional multivariable methods [J]. Journal of Clinical Epidemiology, 2006, 59 (5): 437. e1-437. e24.

[36] BAYAT S, KESSLER M, BRIANCON S, et al. Survival of transplanted and dialysed patients in a French region with focus on outcomes in the elderly [J]. Nephrology Dialysis Transplantation, 2010, 25 (1): 292-300.

[37] MOLNAR M Z, RAVEL V, STREJA E, et al. Survival of elderly adults undergoing incident home hemodialysis and kidney transplantation [J]. Journal of the American Geriatrics Society, 2016, 64 (10): 2003-2010.

[38] JARL J, DESATNIK P, HANSSON U P, et al. Do kidney transplantations save money? A study using a before-after design and multiple register-based data from Sweden [J]. Clinical Kidney Journal, 2017, 11 (2): 283-288.

[39] BERGER A, EDELSBERG J, INGLESE G W, et al. Cost comparison of peritoneal dialysis versus hemodialysis in end-stage renal disease [J]. The American Journal of Managed Care, 2009, 15 (8): 509-518.

[40] ROGNONI C, TOZZI M, TARRICONE R. Endovascular versus surgical creation of arteriovenous fistula in hemodialysis patients: cost-effectiveness and budget impact analyses [J]. The Journal of Vascular Access, 2020, 22 (1): 112972982092102.

[41] KLARENBACH S W, TONELLI M, CHUI B, et al. Economic evaluation of dialysis therapies [J]. Nature Reviews Nephrology, 2014, 10 (11): 644-652.

[42] HOWARD K, SALKELD G, WHITE S, et al. The cost-effectiveness of increasing kidney transplantation and homebased dialysis [J]. Nephrology (Carlton), 2009, 14 (1): 123-132.

[43] VILLA G, RODRÍGUEZ-CARMONA A, FERNÁNDEZ-ORTIZ L, et al. Cost analysis of the Spanish renal replacement therapy programme [J]. Nephrology Dialysis Transplantation, 2011, 26 (11): 3709-3714.

# 第二章 研究目标和研究贡献

## 一、总体目标

本书的总体目标是探讨获得肾移植的公平性以及肾移植相对于透析治疗的有效性、成本和成本效果情况。

## 二、特定的目标

1. 针对终末期肾病患者，研究其透析治疗前的个人收入和受教育程度与获得肾移植机会之间的关系。

2. 针对终末期肾病患者，研究其透析治疗前的个人收入和受教育程度与：（1）进入肾移植候补名单；（2）进入名单后获得肾移植机会之间的关系。

3. 针对列入肾移植候补名单的患者，探讨与透析治疗相比，肾移植治疗对患者生存时间的影响。

4. 针对列入肾移植候补名单的患者，研究与透析治疗相比，肾移植治疗对患者医疗保健费用的影响。

## 三、研究的贡献

### （一）社会经济地位与获得肾移植之间关系的贡献

瑞典卫生系统的一个目标是人们获得医疗保健的机会不应该受到居住地、出生地或者职业的影响。解决不平等现象是卫生服务领域的关键优先事项之一。在讨论不平等之前，第一步要调查是否存在不平等，特别是在旨在为所有公民提供平等医疗保健的系统里。为了探索在获得肾移植治疗的过程中，是否存在与患者社会经济地位相关的不平等，必须首先考虑确定社会经济地位的定义。本书的主要贡献是：运用患者个体层面的两个社会经济地位指标（收入和受教育程度）作为衡量其社会经济地位状况的指标。之前的研究通常只运用三个经典的社会经济地位指标（收入、受教育程度和职业）中的一个指标和/或一个地区层面指标（如邮政编码或社区贫富程度）作为衡量患者社会经济地位的指标[1-4]。这就引入了测量误差，可能导致对个人收入水平所产生影响的偏差估计。此外，从个体层面研究患者的社会经济地位与获得肾移植机会之间的关系时，我们对医疗和非医疗因素进行了广泛调整，这样有望比之前的研究更为准确地估计患者社会经济地位的效应。

（二）肾移植对生存时间、费用和成本效果的影响

比较不同肾替代疗法的治疗效果对医疗和卫生保健服务领域的研究来说是一个重要的研究目的。肾脏科医生需要有效的关于不同肾替代疗法的优点和缺点的信息，以便能够提出治疗建议并与他们的患者讨论治疗方案。对患者来说，最重要的问题是，治疗决定是基于关于不同治疗方法的益处和害处的可靠信息做出的。此外，由于医疗保健成本逐渐增加以及国家资源有限，医疗政策制定者的任务是决定如何分配资源，而如何分配资源取决于不同治疗的临床效果和成本效果比，这两者很大程度上是由治疗的生存率来决定的。本书中所包括的研究估计了不同治疗方式对生存时间和医疗保健成本的相对和绝对影响。先前的研究在比较肾移植和透析之间的成本时，通常只评估一种治疗方式的成本或基于二手数据建模评估[5-7]。然而，接受肾移植治疗的患者通常比接受透析治疗的患者更年轻、更健康、受教育程度更高。之前的研究主要关注的是不同替代治疗的相对风险，肾移植和透析相比的绝对生存时间比相对风险更加直观，因此，本书对非专业研究者（如患者、医生或政策制定者）在选择肾替代疗法时提供了量化的、有意义的信息。此外，在缺乏随机对照试验的背景下，绝对生存时间也为肾移植和透析的卫生经济学评价提供了有用的基础（可比较的生存时间和医疗保健费用）。

为了提高肾移植和透析之间在生存时间和医疗保健费用方面的可比性，处理观察性研究带来的治疗选择偏倚是非常重要的。在本书中，这

种治疗选择偏倚是通过使用双重稳健的反转概率加权回归调整（inverse-probability-weighted regression adjustment，IPWRA）方法来解决的。之前的研究[8-9]表明，倾向性评分加权方法是最普遍和最有效的技术，因为它使用所有可用的数据，且不需要像倾向性评分分层法或匹配法（先前研究所用的方法）那样需要人为划定分层或匹配标准[10-11]。此外，倾向性评分加权方法使用潜在结果框架，这一框架允许同时估计可供选择的治疗方法的相对效果和绝对效果。

综上所述，通过使用基于注册的个人层面数据，并同时应用传统的和先进的方法，本书对现有的文献补充了关于在获得肾移植治疗时社会经济地位相关的不平等以及肾移植治疗后的成本、效果和成本效果情况。本书的研究结果对医生、患者和政策制定者在选择不同治疗方式或制定终末期肾病治疗相关政策时，提供了可量化且有意义的信息。

## 参考文献

[1] SCHOLD J D, GREGG J A, HARMAN J S, et al. Barriers to evaluation and wait listing for kidney transplantation [J]. Clinical Journal of the American Society of Nephrology, 2011, 6 (7): 1760-1767.

[2] ONISCU G C, SCHALKWIJK A A, JOHNSON R J, et al. Equity of access to renal transplant waiting list and renal transplantation in Scotland: cohort study [J]. British Medical Journal, 2003, 327 (7426): 1261.

[3] GRACE B S, CLAYTON P A, CASS A, et al. Transplantation rates for living- but not deceased-donor kidneys vary with socioeconomic status in Australia [J]. Kidney International, 2013, 83 (1): 138-145.

[4] AXELROD D A, DZEBISASHVILI N, SCHNITZLER M A, et al. The interplay of socioeconomic status, distance to center, and interdonor service area travel on kidney transplant access and outcomes [J]. Clinical Journal of the American Society of Nephrology Cjasn, 2010, 5 (12): 2276-2288.

[5] KLARENBACH S W, TONELLI M, CHUI B, et al. Economic evaluation of dialysis therapies [J]. Nature Reviews Nephrology, 2014, 10 (11): 644-652.

[6] HOWARD K, SALKELD G, WHITE S, et al. The cost-effectiveness of increasing kidney transplantation and homebased dialysis [J]. Nephrology (Carlton), 2009, 14 (1): 123-132.

[7] VILLA G, RODRÍGUEZ-CARMONA A, FERNÁNDEZ-ORTIZ L, et al. Cost analysis of the Spanish renal replacement therapy programme [J]. Nephrology Dialysis Transplantation, 2011, 26 (11): 3709-3714.

[8] CURTIS L H, HAMMILL B G, EISENSTEIN E L, et al. Using inverse probability-weighted estimators in comparative effectiveness analyses with observational databases [J]. Medical Care, 2007, 45 (10): S103-S107.

［9］KURTH T, WALKER A M, GLYNN R J, et al. Results of multivariable logistic regression, propensity matching, propensity adjustment, and propensity-based weighting under conditions of nonuniform effect ［J］. American Journal of Epidemiology, 2006, 163 (3): 262-270.

［10］BAYAT S, KESSLER M, BRIANCON S, et al. Survival of transplanted and dialysed patients in a French region with focus on outcomes in the elderly ［J］. Nephrology Dialysis Transplantation, 2010, 25 (1): 292-300.

［11］MOLNAR M Z, RAVEL V, STREJA E, et al. Survival of elderly adults undergoing incident home hemodialysis and kidney transplantation ［J］. Journal of the American Geriatrics Society, 2016, 64 (10): 2003-2010.

# 第三章　研究内容和方法

## 一、数据来源

本书是基于瑞典肾病注册数据库（Swedish Renal Registry, SRR）[1]，使用唯一的患者编号将其与其他几个注册数据库链接起来。瑞典肾病注册数据库包括转诊给肾脏病医生并被诊断为患有慢性肾脏病的瑞典终末期肾病患者，并且该数据库是一个关于接受肾脏替代治疗的患者的高质量的国家级注册数据库。该数据库可提供自 1991 年以来的数据，对瑞典终末期肾病患者的覆盖率几乎为 100%，数据的报告率为 95%[2]。瑞典肾病注册数据库的目的是：在终末期肾病发生后，随访患者对透析和肾移植的需求。

用于医疗保险和劳动力市场研究的纵向整合数据库（Longitudinal Integrated Database for Health Insurance and Labour Market Studies，瑞典语缩写为 LISA）[3]结合了多个人口和社会经济人口注册数据库的数据，包括有关患者的收入水平、出生国家、最高学历的信息以及职业状况。自 1990 年以来，这些数据针对截至每年 12 月 31 日，在瑞典注册的所有 15 岁以上的个人进行年度更新，并且自 2010 年以来，还包括了 15 岁人口的个人数据。LISA 数据库为纵向统计和研究整个人口、亚种群或地理区域提供了基础。

总人口注册数据库（Register of the Total Population，瑞典语缩写为 RTB）[4]由瑞典政府机构瑞典统计局来维护，并提供有关患者生活事件的信息，包括出生、死亡、婚姻状况、公民身份、家庭关系以及瑞典境内和往返其他国家的移民情况。在 1967 年将大部分人口数据计算机化之后，总人口注册数据库于 1968 年启动[5]，并且自 1968 年以来每年都有完整的针对特定年份的总人口登记版本[5]。总人口注册数据库中的数据质量通常被认为是很高的。有关出生、死亡和公民身份的大部分数据是由专业人员和行政人员，如助产士、医生、法院官员和婚礼官员报告的[5]。然而，当人们在瑞典境内的居住地变更或移民，数据的质量可能会降低，因为这部分数据的报告取决于个人[5]。

斯堪地亚（Scandia）移植数据库成立于 1969 年，是丹麦、芬兰、冰岛、挪威、瑞典和爱沙尼亚的器官交换组织。其目的是促进各国之间移植器官的交换，确保将取回的器官提供给合适的患者。它归在这些国家/地区进行器官移植的全部成员医院所有。在这些国家/地区，所有等待器官移植的患者均列在每个器官的通用清单上。因此，斯堪地亚移植数据库[6]提供了有关列入肾移植候补名单的信息。

区域医疗保健利用数据库提供了居住在斯科纳地区和斯德哥尔摩地区人们的医疗保健利用和成本的信息，这两个地区是两个医疗保健行政区域，覆盖约 1/3 的瑞典人口。瑞典的医疗保健分为三个级别：初级保健、专科门诊和住院治疗。初级保健是一线保健，包括全科医生服务和其他专门服务，如儿童保健中心[7]。在专科门诊中，患者主要从初级保健转诊后到医院和门诊就诊[7]。住院治疗涉及从门诊治疗机构或医院的急诊室转诊后在医院进行的医疗事件[7]。

## 二、研究人群

本书中主要包括的所有四项研究均关注成年终末期肾病患者。第一项研究和第二项研究探索了患者的社会经济地位与其获得肾移植的机会以及获得肾移植过程之间的关联，对其他可能造成混淆的变量进行了调整。根据瑞典肾病注册数据库（SRR）中的登记，这两项研究均包括 1995～2013 年开始肾替代疗法的所有成年终末期肾病患者。第一项研究主要关注获得肾移植的整体情况，包括活体移植和已故的供体移植。该研究的样本包括 4 392 名接受肾移植的患者和 11 823 名接受透析的患者。在第二项研究中，我们将研究结果分为：列入肾移植候补名单的机会和列入肾移植候补名单之后获得肾移植的机会，并使用 Cox 回归分析法研究患者的收入和受教育程度与这两个感兴趣结果之间的关系。在研究人群的13 982名患者中，有2 694名患者被列入肾移植候补名单，在被列入肾移植候补名单的患者中，有2 164名患者接受了肾移植治疗。我们排除了首次肾替代疗法即为肾移植的患者和接受活体供体移植的患者以及在开始透析前就已经进入肾移植候补名单的患者，因为在这些情况下，我们没有患者被列入肾移植候补名单的日期信息，然而我们在Cox回归分析中需要这一信息来计算出等待进入肾移植候补名单的时间和等待接受肾移植的时间。第三项和第四项研究探索了肾移植相对于透析的治疗效果，但使用了不同的预后结果。第三项研究主要关注不同治疗方式的生存时间。在瑞典，所有终末期肾病患者的死亡信息均可获得，但我们排除了协变量"家乡"中有缺失信息的患者，这一变量也被包括在用于计算倾向性评分的治疗模型中。因此，该项研究的样本包括被列入肾移植候补名单的2 676名患者，其中2 151名患者接受了肾移植治疗。第四项研究侧重于不同治疗方式的医疗费用。唯一可用的医疗保健利用和费用信息来自1998～2012年的斯科纳和斯德哥尔摩地区，这导致此项研究的样本量要小得多。由于一些患者多次被列入肾移植候补名单或者再次接受肾移植，因此，在我们当前分析中仅考虑了第一次被列入肾移植候补名单/第一次接受肾移植。

## 三、社会经济状况指标

第一项研究和第二项研究探索了患者的社会经济地位与其获得肾移植之间的关系，患者的社会经济地位也是第三项和第四项研究中控制的重要混杂因素。本书采用了社会经济地位的两个指标：患者开始肾替代疗法前的个人收入水平和受教育程度。收入被定义为根据消费权重调整后的家庭可支配收入中的个人可支配收入（包括工作和福利收入）[8]，使用瑞典统计局的消费者价格指数将其调整为2012年的价格水平[9]，并使用2012年的平均汇率（1欧元＝8.705 3瑞典克朗）将其从瑞典克朗转换为欧元[10]。收入水平被分为五分位数1～5，从最不利的五分位数1到最有利的五分位数5。根据瑞典的教育体系，受教育程度被分为义务教育（≤9 年）、高中教育（ > 9 ~ 12 年）和高等教育（ > 12 年）。在瑞典，在 20 世纪 30 年代，义务教育是 7 年，而在 20 世纪 50 年代，义务教育是 8 年。自 1972 年以来，瑞典儿童已经有 9 年的义务教育出勤时间（瑞典语为"grundskola"），从儿童 7 岁那年的 8 月开始，一直到 16 岁那年的 6 月。义务教育之后是可选择的为期 3 年的高中（瑞典语为"gymnasieskola"）。高中之后，学生可以申请大学以接受高等教育。

## 四、伦理

本书中包含的所有研究均已获得隆德地区伦理审查委员会的批准（Dnr：2014/144）。本书中所分析的数据都已被去识别化，并以确保只有相关的研究人员可以访问的方式进行存储。我们没有征求个体研究参与者的知情同意，但是通过在瑞典报纸《每日新闻报》（*Dagens Nyheter*）上刊登我们的研究项目来提供一种退出选择。数据以汇总的形式显示，以消除在我们发表研究时可以识别出任何特定人员的可能性。本书中所分析的数据集不是公开可用的，而是在合理的要求下可从相应的注册持有人那里获得的[11]。

## 五、统计方法

本节介绍并讨论了用于分析数据的统计方法的一些关键方面，首先是一般性的统计方法方面，其次是单独列出针对每项研究的统计方法。

### （一）处理潜在的混杂因素

从方法学的角度来看，确定肾移植相对于透析的治疗效果的理想策略是将肾移植或透析随机分配给各个终末期肾病患者，在他们的生命周期内进行随访，并就我们感兴趣的结果进行比较。然而，如本书前文中所述，在这种情况下，随机分配设计被认为是不可行和不符合伦理的。因此，我们必须依靠观察性数据，通常会涉及非随机治疗选择，并且还可能包含无法观察到的变量带来的偏倚。

关于本书观察性研究中的选择偏倚问题，在获得肾移植的过程中通常有两个选择步骤：首先，选择患者加入肾移植候补名单；其次，选择肾移植候补名单上的患者进行肾移植。然而，接受肾移植治疗的患者通常比列入肾移植候补名单的透析患者和一般透析患者更年轻、更健康，这意味着肾移植治疗和透析治疗之间结局的差异不仅仅是由于治疗方式的不同造成的。解决这种选择偏倚的传统方法是使用多元回归模型，但是最近倾向性评分方法变得越来越流行。普通透析患者和肾移植患者之间的差异大于列入肾移植候补名单的透析患者和肾移植患者之间的差异[12]，因此，为了尽量减少本书研究中的选择偏倚，我们将研究样本限制在列入肾移植候补名单上的患者。然而，由于接受肾移植的患者通常更年轻、更健康，因此对列入肾移植候补名单上的患者的选择偏倚仍然存在[12]，我们选择采用倾向性评分加权法来处理剩下的偏倚。倾向性评分被定义为：根据测量的基线协变量，获得的接受肾移植治疗或透析治疗的条件概率。倾向性评分方法的一个关键特性是，基于倾向性评分，治疗分配独立于观察到的基线协变量（即肾移植和透析之间的结局差异仅归因于不同的治疗方式)[13]。关于倾向性评分加权方法的更多信息在第二项研究中具体给出。然而，多元回归法和倾向性评分法都不能控制不可观测因素的影响。

与对观察性数据的所有分析一样，对结果有效性的主要威胁在于，基于可能影响肾脏替代治疗（RRT）方式与结果之间关系的不可测变量带来的混杂。进一步控制任何未观察到的变量的一种可能方法是工具变量方法，它在某种程度上是一种模仿随机对照试验（RCT）的方法[14]。这种方法的原理是找到一个与患者实际治疗方式有关的、随机的"工具"变量，因此该变量是独立于其他与患者治疗结局有关的患者特征变量[14]。该变量的随机分配可被视为"自然实验"，因此具有与随机对照试验相同的防止选择偏倚的优势[14]。在研究治疗对预后的影响时，工具变量法已被用于肾脏病学[15-16]。例如，在研究机构血液透析血管通路使用与死亡率之间的关系时，采用在机构中使用导管的患者百分比作为工具变量。然而，这些研究仅针对血液透析患者。对于本书中包含的研究，我们在对注册数据库中拥有的变量进行搜索后发现，要找到符合下列条件的变量是非常困难的：（1）与治疗分配相关；

（2）与观察到的和未观察到的预后因素无关；（3）与结果无关[14]。另一种可能的方法是固定效应方法，但这种方法只能消除随时间变化恒定或"固定"的未观察到的变量的偏倚，而不能消除随时间变化而变化的那些未观察到的变量的偏倚。然而，如果未观察到的变量与治疗选择和预后指标都相关联，则未观察到的变量会是一个问题。如果未观察到的变量与已经控制的观察到的变量高度相关，就治疗效果而言，它对结果的影响应该很小。相反，如果未观察到的变量与任何已经控制的观察到的变量都不相关，则结果可能会受到影响。在本书的所有研究中，几个链接的数据库提供了非常丰富的信息资源，并且我们在试图将这种风险最小化的过程中广泛使用了这些信息。例如，患者对治疗的偏好也可能影响结果，我们的数据库中没有此信息。然而，患者的喜好通常与他们的社会经济地位（SES）有关，我们在所有四项研究中均控制了患者的个人收入和受教育程度，这将会缓解未观察到的变量带来的问题。

（二）各项研究具体的研究方法

1. 第一项研究：收入与受教育程度和获得肾移植机会之间的关系。第一项研究使用传统的单变量和多变量 Logistic 回归方法，对患者的社会经济地位（SES）和接受肾移植概率之间的关联进行了研究，并调整了不同的变量集以显示它们之间关联的变化。使用 Logistic 回归估计患者接受肾移植的优势比（odds ratio，OR）。当我们探索患者的个体层面的收入状况与获得肾移植机会的联系时，我们控制了患者的受教育程度，因为受教育程度可以被视为促成这种联系的基础。人们通常在生命早期完成教育，而成年后的收入水平部分与受教育程度有关。控制患者的受教育程度还使我们能够探索患者的收入和受教育程度哪个是更强大的独立因素，这可能会为有关机制的推断提供依据。当我们探索患者的受教育程度与获得肾移植的联系时，我们没有在受教育程度的方程式中控制患者的收入水平，因为收入水平部分是受教育程度的结果。我们还进行了几项敏感性分析，例如，由于担心患者的就业状况会影响患者的治疗选择，因此将样本限制在工作年龄的患者[17]。在整个分析过程中，我们控制了患者的年龄、性别、开始接受肾脏替代治疗（RRT）的年份、婚姻状况、公民身份、原发性肾脏疾病、合并症以及患者居住地是否有肾移植中心。

2. 第二项研究：收入与受教育程度和列入肾移植候补名单以及之后获得肾移植机会之间的关系。等待列入肾移植候补名单的过程是获得肾移植的关键中间步骤。因此，在第二项研究中，我们探讨了患者的社会经济地位与（1）进入肾移植候补名单之间的关联；（2）进入肾移植候补名单之后，接受肾移植机会之间的关联。社会经济地位因素和受控的混杂因素的定义与第一项研究相同，不同之处在于本研究中对列入肾移植候补名单上的患者血型也进行了调整。

我们使用单变量和多变量 Cox 回归分析来评估患者的社会经济地位（SES）与两个感兴趣的结果之间的关联，因为这种方法使我们可以同时考虑结果和达到结果的时间。等待列入肾移植候补名单的时间被定义为：从透析开始到被列入肾移植候补名单的日期。未被列入肾移植候补名单的患者在死亡时或在研究结束时进行删失。等待接受肾移植的时间被定义为：从患者被列入肾移植候补名单到接受肾移植的日期。我们还分别对男性和女性进行了相同的分析，以调查患者的社会经济地位（SES）的影响是否因性别而异。为了检验主要（基线）分析结果的稳健性，我们通过使用患者透析前倒数第五年的收入和透析前 5 年的平均收入来检验患者的收入状况与两种结果之间的关联。这样做的原因是，主要分析中采用患者透析前 1 年的收入作为患者的社会经济地位（SES）指标，可能会受到患者肾脏疾病导致健康状况下降的影响，而将透析前倒数第五年的收入和透析前 5 年的平均收入作为患者的社会经济地位（SES）指标，应该较少受到患者肾脏相关健康状况的影响，因此应该是更纯净的患者的社会经济地位（SES）指标。使用这些指标的不利之处在于收入水平在 5 年间可能已经改变，这意味着透析前 5 年的收入可能不是患者当前社会经济地位（SES）的良好指标。然而，为了消除患者的整体健康状况和收入的影响，我们将需要针对患者的整体健康状况进行进一步调整，不幸的是，我们当前数据库中没有患者整体健康状况这一信息。

　　3. 第三项研究：肾移植与透析相比对患者生存时间的影响。我们的第三项研究主要集中在：使用观察性数据估计，相对于透析治疗而言，肾移植治疗对患者的生存时间的影响。如上面有关潜在混杂因素部分所述，在获取肾移植的过程中，通常包括两个选择步骤：患者先被选入肾移植候补名单，然后从肾移植候补名单上被选中接受肾移植治疗。先前的一些研究将肾移植患者与一般透析患者（包括不在肾移植候补名单上的透析患者）进行了比较，而其他研究则将接受肾移植的患者与被列入肾移植候补名单的透析患者进行了比较。普通（一般）透析患者的死亡率高于被列入肾移植候补名单上的透析患者，因为前一组患者中包括不能接受肾移植的高危透析患者[12]。因此，先前将研究样本仅限于列入肾移植候补名单的患者的研究可能减少了选择偏倚。然而，将研究样本限制在列入肾移植候补名单的患者不能完全控制选择偏倚，因为接受肾移植的患者通常比列入肾移植候补名单的透析患者更年轻、更健康[18]。先前的一些研究将 Cox 回归分析与倾向性评分匹配或倾向性评分分层方法相结合，以进一步降低选择偏倚[18-19]。然而，有证据[20-21]表明：倾向性评分加权方法是最通用和最有效的方法，因为它使用了所有可用的数据，并且不需要就倾向性评分匹配或倾向性评分的分层做出任何主观的决定。此外，倾向性评分加权的方法使用潜在结果框架，允许同时估计治疗组与未治疗组相比生存时间/成本的相对增减和绝对增减。

　　在我们的第三项研究中，既估计了潜在结果均值（potential outcome mean，POM），也估计了平均处理效果（average treatment effect，ATE）。肾移植的潜在结果均值（POM）是指如果所有患者均接受肾移植的平均生存时间（Y1），而透析的潜在结果均值（POM）是指如果所有患者都接受透析的平均生存时间（Y0）。平均处理效果（ATE）是整个样本中肾移植和透析之间的平均生存时间之差[13]。然而，我们的观察性数据只能为每个患者提供 Y1 或 Y0（接受或未接受肾移植）。当随机分配治疗时，随机化可确保潜在结果均值（POM）独立于影响治疗分配的因素。在观察性研究中，不同治疗方式不是随机分配的，并且需要条件独立（conditional independence）假设来估计平均处理效果（ATE）。条件独立假设是说，在控制了足够数量的协变量后，如果结果独立于影响治疗分配的因素，则没有可观察到的偏倚。我们采用了双重稳健的反转概率加权回归调整（IPWRA）方法（将反转概率加权法和回归调整法相结合）来估计治疗对预后结果的影响。

回归调整法和反转概率加权法背后的原理通过使用一个简单的样本进行说明。回归调整法使用预测结果的平均值来估计平均处理效果。该方法未对治疗分配建模，而是通过分别针对肾移植和透析拟合两个单独的模型并平均化预期结果来处理。我们观察到年龄较大的患者无论其治疗方式如何均具有较短的生存时间。回归调整法通过使用观察到的肾移植或透析生存时间来分别拟合针对肾移植和透析患者的年龄对生存时间的单独线性回归方程，并估计未观察到的潜在结果（如果患者接受透析治疗，则为其预期的接受肾移植治疗的生存时间；如果患者接受肾移植治疗，则为其预期的接受透析治疗的生存时间）。然后，假设每个患者都接受肾移植治疗，我们可以使用一条回归线来预测每个患者的生存时间；假设每个患者都接受透析治疗，可以用另一条回归线来预测每个患者的生存时间。对于特定年龄患者的处理效果是两条回归线之间的垂直差异。基于这些反事实处理效果，估计每个患者的处理效果，然后在整个样本中求平均值，得到整个人群的平均处理效果。

反转概率加权法是对治疗分配进行建模，并使用观察到的结果的加权平均值来估计潜在结果均值和平均处理效果。每个患者的权重都来自预测的获得肾移植的概率，我们用 $Pi$ 表示。例如，年龄相对较大的患者接受肾移植的可能性相对较低，而年龄相对较小的患者接受透析的可能性相对较低，因此，这两个组都被分配了较大的权重。我们对观察到的那些年龄较大的肾移植患者和年龄较小的透析患者给予了额外的权重，以弥补样本中他们人数稀少的情况。具体而言，观察到的透析患者用 $1/Pi$ 加权，观察到的肾移植患者用 $1/（1-Pi）$ 进行加权。当透析患者接受透析治疗的可能性较小和当肾移植患者接受透析治疗的可能性较大时，权重会较大[22-23]。

反转概率加权回归调整（IPWRA）方法是使用加权回归系数计算每种治疗中每个个体的预测结果，然后计算每种治疗的平均预测结果，其中权重是估计的接受每种治疗的反转概率。这意味着观察到的治疗分配越不可能，给予该观察样本的权重就越高。第一步，使用 Logistic 回归模型估计接受每种治疗的可能性，包括影响治疗分配和结果的基线变量。文献中缺乏关于倾向性评分模型中应该包括哪些变量的共识[24]，因此我们尽可能多地纳入与治疗分配相关的治疗前协变量。我们包括的所有协变量都已在与该主题相关的先前发表的文章中使用过[18,25-27]。第二步，使用回归调整分析，其中权重由患者接受某种治疗方式的估计概率的倒数提供[28]。如果治疗模型指定错误，则权重不会使回归调整估计产生偏倚，只要结果模型的指定正确即可。同样，如果治疗模型的指定是合适的，但结果模型的指定是错误的，则权重会调整回归调整的估计；也就是说，反转概率加权回归调整（IPWRA）方法是一种所谓的双重稳健方法[28]。双重稳健性特征意味着：为了估计潜在结果均值（POM）和平均处理效果（ATE），仅需要正确指定结果模型或治疗模型即可。为了检验双重稳健性特征是否成立，我们使用了 Hosmer-Lemeshow C 统计量和 Pregibon 链接检验[29-31]来评估拟合模型的良好性和治疗模型的指定。Hosmer-Lemeshow C 统计量评估相应变量的观察值与预测值之间的差异是否显著，没有差异则说明模型拟合良好[31]。Pregibon 链接检验使用线性预测值和平方线性预测值作为仅有的两个解释变量（除常数之外）来估计处理效果方程。如果正确指定了治疗模型，则线性预测值的平方的系数应该是不显著的[30]。赤池（Akaike）的信息准则用于比较使用不同分布的结果模型的拟合度；在这里，数值越小，模型拟合度越好[29]。我们还使用标准化的差异方法，来评估用治疗的反转概率（倾向性评分）加权前后肾移植治疗组和透析治疗组之间基线协变量的平衡[32-33]。与传统的显著性检验（例如，$t$ 检验和卡方检验）不同，标准化差异法不受样本量的影响，并且可用于识别有意义的差异。通常，大于 0.1 的标准化差异被认为是有意义的[33]。我们还对加权后的协变量平衡进行了正式的过度识别检验（over-identification test）。柯蒂斯（Curtis）等[20]指出：有必要仔细注意感兴趣治疗的禁忌证。在接受某种治疗的可能性为零的情况下，反转概率加权估计不是合适的方法。因此，我们评估了估计的概率，以确保它们都不是很大（接近 1）

或很小（接近 0）。使用重叠图（overlap plot）评估重叠假设（overlap assumption），即每个患者都有获得每种治疗的正可能性。

我们还分别估算了男性和女性的潜在结果均值（POM）和平均处理效果（ATE），然后比较了性别间平均处理效果（ATE）的差异。在我们的敏感性分析中，为了将我们采用新方法的结果与以前针对普通透析患者的研究结果进行比较，我们还对所有 1995～2012 年开始接受肾替代疗法的患者进行了分析，无论这些患者是否在肾移植候补名单上。

查尔森合并症指数（Charlson Comorbidity Index，CCI）是一种简单且有效的方法，用于估计合并症导致的死亡风险。它同时考虑了合并症的数量和严重性，并且可以通过患者在肾替代治疗开始之前的诊断来计算[34]。在主要（基线）分析中，我们仅控制了在瑞典肾病注册数据库（SRR）中注册的合并症，因此，我们在包括了查尔森合并症指数（CCI）后，对列入肾移植候补名单的患者和全部患者的样本都重新进行了分析。然而，有关计算查尔森合并症指数（CCI）所需的先前诊断的详细信息仅适用于患者的一个子样本（两个医疗保健行政区域），因此，出于比较的原因，对该样本的主要（基线）分析进行了重新分析。

4. 第四项研究：肾移植治疗与透析治疗相比对医疗费用的影响。在我们的第四项研究中，我们使用了与第三项研究相同的反转概率加权回归调整（IPWRA）方法估计了相对透析治疗而言，肾移植治疗对医疗费用的影响。我们研究关注的主要结果是患者接受肾移植治疗后每年的总医疗保健成本，即每位患者在接受肾移植手术后每个整年（直到第三年）的医疗保健总支出。接受肾移植治疗后第一个整年的计算是从患者接受肾移植的日期到一年后，第二年和第三年以此类推。尽管对于接受肾移植治疗的患者来说，接受肾移植的日期信息是可得到的，但对于仍在接受透析治疗的患者却并非如此。为了比较在接受肾移植治疗后，肾移植和透析之间的医疗保健费用，我们不仅需要计算接受肾移植治疗的患者的费用，还需要计算接受透析治疗的患者在以后接受了肾移植的费用。因此，在进行潜在结果均值（POM）和平均处理效果（ATE）估计之前，我们必须为每位透析患者生成一个假设的"肾移植日期"，以匹配肾移植组的数据结构。为此，我们采用了一对一的最近邻倾向性评分匹配方法。这种方法将接受肾移植的可能性相似的肾移植患者和透析患者配对，每位患者接受肾移植的可能性是根据他们在肾替代疗法开始前可观察到的基线特征来估计的[35]。

这项研究的主要结果是肾移植治疗后，直到第三年的每一整年的总医疗费用，3年内的总医疗费用以及终身的总医疗费用。然后，我们对住院费用、门诊和初级保健费用进行了相同的分析。由于在接受肾移植治疗之后的特定年份中某些患者的总医疗保健费用为零，因此我们将伽马分布（gamma distribution）和泊松分布（Poisson distribution）都应用于结局模型。

（三）通用的统计评论

本书中的所有统计分析均使用 STATA 软件包（Stata Corporation，College Station，Texas，USA）的14.0版进行。统计学显著性设定为$p < 0.05$。

## 参考文献

［1］Swedish Renal Registry ［EB/OL］. ［2016-09-15］. http：//www. medsci-net. net/snr.

［2］SCHÖN S, EKBERG H, WIKSTRÖM B, et al. Renal replacement therapy in Sweden ［J］. Scandinavian Journal of Urology & Nephrology, 2004, 38 （4）：332-339.

［3］Statistics Sweden （SCB）. LISA database. Secondary LISA database ［DB/OL］. ［2016-09-15］. http：//www. scb. se/lisa/swedish.

［4］Register of the Total Population （RTB） ［EB/OL］. ［2017-10-19］. https：//www. scb. se/sv_/Vara-tjanster/Bestalla-mikrodata/Vilka-mikroda tafinns/Registret-over-totalbefolkningen-RTB/.

［5］LUDVIGSSON J F, ALMQVIST C, BONAMY A K, et al. Registers of the Swedish total population and their use in medical research ［J］. European Journal of Epidemiology, 2016, 31 （2）：125-136.

［6］Scandia transplant database ［DB/OL］. ［2017-10-19］. http：//www. scandiatransplant. org/.

［7］FRIBERG I O, KRANTZ G, MÄÄTTÄ S, et al. Sex differences in health care consumption in Sweden：a register-based cross-sectional study ［J］. Scandinavian Journal of Public Health, 2016, 44 （3）：264-273.

［8］Longitudinell integrationsdatabas för sjukförsäkrings- och arbetsmarknadss-tudier （LISA） 1990 – 2013 ［EB/OL］. ［2017-09-15］. http：// www. scb. se/Statistik/AM/AM9901/_ dokument/AM9901 _ 1990I13 _ BR_AM76BR1601. pdf.

［9］Statistics Sweden （SCB） ［DB/OL］. ［2016-09-15］. http：//www. scb. se/en_/Finding-statistics/Statistics-by-subject-area/Pricesand Con-sumption/Consumer-Price-Index/Consumer-Price-IndexCPI/Aktuell Pong / 33779/Consumer-Price-Index-CPI/272151/.

［10］The Swedish Central Bank annual average exchange rates ［EB/OL］.
［2016-06-09］. http：//www. riksbank. se/sv/Rantor-och-valutakurs-
er/Sokrantor-och-valuta kurser/? g130-SEKEURPMI = on&from =
2012-01-02&to = 2012-1228&f = Ye ar&cAverage = Average&s = Comma#
search.

［11］LUDVIGSSON J F, HÅBERG S E, KNUDSEN G P, et al. Ethical
aspects of registry-based research in the Nordic countries ［J］. Clinical
Epidemiology, 2015, 7：491-508.

［12］WOLFE R A, ASHBY V B, MILFORD E L, et al. Comparison of
mortality in all patients on dialysis, patients on dialysis awaiting trans-
plantation, and recipients of a first cadaveric transplant ［J］. The New
England Journal of Medicine, 1999, 341 (23)：1725-1730.

［13］ROSENBAUM P R, RUBIN D B. The central role of the propensity
score in observational studies for causal effects ［J］. Biometrika,
1983, 70 (1)：41-55.

［14］STEL V S, DEKKER F W, ZOCCALI C, et al. Instrumental variable
analysis ［J］. Nephrology Dialysis Transplantation, 2013, 28 (7)：
1694-1699.

［15］PISONI R L, ARRINGTON C J, ALBERT J M, et al. Facility hemo-
dialysis vascular access use and mortality in countries participating in
DOPPS：an instrumental variable analysis ［J］. American Journal of
Kidney Diseases, 2009, 53 (3)：475-491.

［16］LOPES A A, BRAGG-GRESHAM J L, RAMIREZ S P, et al. Pre-
scription of antihypertensive agents to haemodialysis patients：time
trends and associations with patient characteristics, country and survival
in the DOPPS ［J］. Nephrology Dialysis Transplantation, 2009, 24
(9)：2809-2816.

［17］SANDHU G S, KHATTAK M, PAVLAKIS M, et al. Recipient's un-
employment restricts access to renal transplantation ［J］. Clinical
Transplantation, 2013, 27 (4)：598-606.

[18] BAYAT S, KESSLER M, BRIANCON S, et al. Survival of transplanted and dialysed patients in a French region with focus on outcomes in the elderly [J]. Nephrology Dialysis Transplantation, 2010, 25 (1): 292-300.

[19] MOLNAR M Z, RAVEL V, STREJA E, et al. Survival of elderly adults undergoing incident home hemodialysis and kidney transplantation [J]. Journal of the American Geriatrics Society, 2016, 64 (10): 2003-2010.

[20] CURTIS L H, HAMMILL B G, EISENSTEIN E L, et al. Using inverse probability-weighted estimators in comparative effectiveness analyses with observational databases [J]. Medical Care, 2007, 45 (10): S103-S107.

[21] KURTH T, WALKER A M, GLYNN R J, et al. Results of multivariable logistic regression, propensity matching, propensity adjustment, and propensity-based weighting under conditions of nonuniform effect [J]. American Journal of Epidemiology, 2006, 163 (3): 262-270.

[22] WOOLDRIDGE J M. Inverse probability weighted M-estimators for sample selection, attrition, and stratification [J]. Portuguese Economic Journal, 2002, 1 (2): 117-139.

[23] StataCorp. Stata treatment – effects reference manual [M]. 2015.

[24] AUSTIN P C. The use of propensity score methods with survival or time-to-event outcomes: reporting measures of effect similar to those used in randomized experiments [J]. Statistics in Medicine, 2014, 33 (7): 1242-1258.

[25] WEINHANDL E D, FOLEY R N, GILBERTSON D T, et al. Propensity-matched mortality comparison of incident hemodialysis and peritoneal dialysis patients [J]. Journal of the American Society of Nephrology, 2010, 21 (3): 499-506.

[26] WINKELMAYER W C. Comparing mortality of elderly patients on hemodialysis versus peritoneal dialysis: a propensity score approach [J]. Journal of the American Society of Nephrology Jasn, 2002, 13

(9): 2353-2362.

[27] LIEM Y S, WONG J B, HUNINK M M, et al. Propensity scores in the presence of effect modification: a case study using the comparison of mortality on hemodialysis versus peritoneal dialysis [J]. Emerging Themes in Epidemiology, 2010, 7 (1): 1.

[28] WOOLDRIDGE J M. Inverse probability weighted estimation for general missing data problems [J]. Journal of Econometrics, 2007, 141 (2): 1281-1301.

[29] AKAIKE H. A new look at the statistical model identification [J]. IEEE Transactions on Automatic Control, 1974, 19 (6): 716-723.

[30] PREGIBON D. Goodness of link tests for generalized linear models [J]. Journal of the Royal Statistical Society. Series C, 1980, 9 (1): 15-23.

[31] HOSMER D W, Jr, LEMESHOW S, STURDIVANT R X. Applied logistic regression [M]. 3rd ed. New York: John Wiley & Sons, 2013.

[32] NORMAND S T, LANDRUM M, GUADAGNOLI E, et al. Validating recommendations for coronary angiography following acute myocardial infarction in the elderly: a matched analysis using propensity scores [J]. Journal of Clinical Epidemiology, 2001, 54 (4): 387-398.

[33] AUSTIN P C. The relative ability of different propensity score methods to balance measured covariates between treated and untreated subjects in observational studies [J]. Medical Decision Making An International Journal of the Society for Medical Decision Making, 2009, 29 (6): 661-677.

[34] CHARLSON M E, POMPEI P, ALES K L, et al. A new method of classifying prognostic comorbidity in longitudinal studies: development and validation [J]. Journal of Chronic Diseases, 1987, 40 (5): 373-383.

[35] TSENG F M, PETRIE D, WANG S, et al. The impact of spousal bereavement on hospitalisations: evidence from the Scottish Longitudinal Study [J]. Health Economics, 2018, 27 (2): e120-e138.

# 第四章　研究结果概述

本章简要介绍了本书中包括的四项主要研究的主要结果。读者可查阅第六章至第九章来完整地了解每一项研究的研究结果。

## 一、患者的收入和受教育程度对获得肾移植机会的影响

与处于收入水平最低组的患者相比，处于收入水平最高组的患者获得肾移植的可能性是其 3 倍以上。尽管在控制不同变量集时，收入的效应大小发生了变化，但收入与获得肾移植可能性之间存在明显的正相关关系。

同样，在完全调整的模型中，受过高等教育的患者与仅接受过义务教育的患者相比，获得肾移植的可能性是其 3 倍以上。总体而言，高收入和高受教育程度都增加了患者获得肾移植的可能性。

## 二、患者的收入和受教育程度对列入肾移植候补名单和获得肾移植机会的影响

在将感兴趣的研究结果分为列入肾移植候补名单的机会和接受肾移植的机会后，具有较高的收入和受教育程度较高对这两个结果均显示出积极的影响。不管是较高收入还是较高受教育程度，对患者被列入肾移植候补名单的影响效果都大于对患者获得肾移植机会的影响效果。

当我们分别对男性和女性进行相同的分析时，收入和受教育程度对患者进入肾移植候补名单/接受肾移植机会的影响与主要（基线）分析的估计相似。使用不同的收入测量（透析前倒数第五年的收入或透析

前 5 年的平均收入）可以稍微改变收入的影响，但这种影响仍然很显著。

## 三、肾移植与透析相比对存活时间的影响

在我们的第三项研究中，对列入肾移植候补名单的患者，我们使用先进的倾向性评分加权方法量化了肾移植治疗相对于透析治疗的生存时间。对模型的评估表明，治疗模型和结局模型均已适当地指定，并且重叠图确认未违反重叠假设。加权后，肾移植组和透析组之间的基线协变量是平衡的。如果所有患者均接受肾移植治疗，估计的生存时间将为 23 年，比如果所有患者均接受透析治疗的生存时间长约 14 年。按性别进行的亚组分析显示，男性的平均处理效果（ATE）大于女性的平均处理效果（ATE），但他们之间的差异不显著（$p = 0.90$）。

如果不将研究人群限制为列入肾移植候补名单的患者，而是假设所有接受肾替代疗法的患者均接受肾移植治疗，估计的平均生存时间为 16 年左右，比假设所有接受肾替代疗法的患者均接受透析治疗的生存时间长 11 年左右。无论是男性还是女性，平均生存时间彼此相似，并且男女之间的平均生存时间不存在差异（$p = 0.86$）。对斯科纳地区和斯德哥尔摩地区的子样本进行的分析表明，无论模型中是否包括查尔森合并症指数，估计的肾移植和透析的生存时间均相似，这证实了我们对整个瑞典终末期肾病患者的基线（主要）研究结果的稳定性。

## 四、肾移植治疗与透析相比对医疗费用的影响

当在我们的第四项研究中估计列入肾移植候补名单的患者在接受肾移植治疗后的医疗保健成本时，我们估计了患者接受肾移植治疗后第一年、第二年、第三年的医疗保健成本，以及患者在接受肾移植治疗后 3 年的总医疗保健成本，然后分别估计了患者接受肾移植治疗后直到第三年的住院费用以及门诊和初级保健费用。

对于列入肾移植候补名单的患者，我们估计了不同治疗方式下医疗费用的潜在结果均值（POM）和平均处理效果（ATE）。假设所有患者

均接受肾移植治疗，则估计的肾移植手术后第一年的总医疗费用（包括肾移植手术费用）约为 64 000 欧元，比假设所有患者均接受透析治疗的总医疗费用（42 156 欧元）高出 21 844 欧元。然而，如果所有患者均接受肾移植治疗而不是所有患者均接受透析治疗，估计的第二年和第三年的总医疗费用则分别降低 39 004 欧元和 57 428 欧元。与接受肾移植治疗的患者相比，接受透析治疗的患者在 3 年和整个生命周期中，估计的平均医疗费用分别高出 97 790 欧元和 113 891 欧元。接受肾移植治疗后的第一年，估计的平均住院费用为 46 297 欧元，这比假设所有患者都接受透析治疗的住院费用高出 22 324 欧元。如果所有患者均接受肾移植治疗而不是透析治疗，在接受肾移植治疗后的第一年、第二年和第三年，估计的门诊和初级保健费用将分别降低 11 887 欧元、27 017 欧元和 42 392 欧元。

# 第五章　讨论与建议

## 一、主要发现

本书主要包括四项相关研究，这几项研究共同探讨了与患者社会经济地位相关的获得肾移植治疗的健康方面的不平等现象，并比较了两种肾替代疗法的预后结果，例如，相对于透析治疗而言，肾移植治疗的生存时间和医疗费用。

研究结果表明，患者的社会经济地位和获得肾移植机会之间有很强的关系（我们的第一项研究）。在多变量回归分析中，处于收入最高组的患者接受肾移植的机会是处于收入最低组的患者的 3 倍以上。与仅接受过义务教育的患者相比，接受过高等教育的患者有 3 倍以上的机会接受肾移植治疗。

在将获得肾移植治疗的流程分为进入肾移植候补名单和获得肾移植机会之后（我们的第二项研究），与处于收入最低组的患者相比，处于收入最高组的患者进入肾移植候补名单和获得肾移植的机会分别是其 1.73 倍和 1.33 倍。与仅接受过义务教育的患者相比，接受高等教育的患者进入肾移植候补名单和获得肾移植的机会分别是其 2.16 倍和 1.16 倍。

对于列入肾移植候补名单的患者，我们使用双重稳健的反转概率加权回归调整（IPWRA）方法评估了相对于透析治疗，肾移植治疗对生存时间的潜在结果均值（POM）和平均处理效果（ATE）（我们的第三项研究）。与透析治疗相比，肾移植治疗显著延长了患者的生存时间，具有约 14 年的生存优势。尽管男性的估计平均生存优势比女性的长约 0.5 年，但这种差异在统计学上并不显著。

我们还估计了与透析治疗相比，肾移植治疗对患者的医疗保健费用的潜在结果均值（POM）和平均处理效果（ATE），使用与上述反转概率加权回归调整方法相同的方法来控制选择偏倚（我们的第四项研究）。在肾移植手术后的第一年，与透析治疗相比，肾移植治疗的总医疗保健费用较高，但在肾移植治疗后的第二年和第三年，肾移植治疗的总医疗保健费用较低。在患者接受肾移植治疗后的 3 年内以及整个生命周期中，与透析治疗相比，肾移植治疗是节省医疗保健成本的。就住院费用而言，在肾移植手术后第一年，肾移植治疗的费用比透析治疗的费用高；而就门诊和初级保健费用而言，在肾移植手术后的头 3 年里，每一年肾移植治疗的费用都比透析治疗的费用低。

## 二、我们研究的主要发现与其他研究发现的关系

本书中几项研究的主要发现总体上与先前研究的发现一致，表明具有较高社会经济地位的患者获得肾移植治疗的机会更高[1-5]。例如，朔尔德（Schold）等[2]发现，较高的收入与接受肾移植的可能性增加相关，这与我们的未将活体和死体供者肾移植分开的研究结果一致。谢夫纳（Schaeffner）等[1]发现，在美国，受过高等教育的患者更有可能获得肾移植机会，这再次与我们的研究结果一致。关于进入肾移植候补名单和之后获得肾移植的机会，美国的研究表明，居住在社会经济地位较低的社区与获得肾移植步骤的可能性降低之间存在关联[2,5]。美国的研究还表明，受过高等教育的患者被列入肾移植候补名单并接受肾移植的可能性更大[1,3]。然而，也有一些研究报告了相反的发现。国际透析结果和实践模式研究（DOPPS）发现，在同时控制了收入和受教育程度后，收入与获得肾移植密切相关，但受教育程度却并非如此[6]。这种差异可能是因为 DOPPS 研究包括来自多个国家/地区的患者，而且教育系统甚至教育水平的含义在不同国家/地区之间也可能不同[1]。此外，DOPPS 研究中的患者年龄为 18 ~ 65 岁，而我们的研究包括所有年龄段的成年患者。然而，我们对处于工作年龄的患者（18 ~ 65 岁）的敏感性分析仍然表明，受教育程度与获得肾移植机会之间具有

强的正相关关系。阿克塞尔罗德（Axelrod）等[4]发现，具有社会经济地位优势（主要使用邮政编码作为社会经济地位指标）与活体的和已故的捐献者的肾移植都高度正相关，而格拉斯（Grace）等[7]发现，具有社会经济地位优势（使用邮政编码作为社会经济地位指标）仅与活体供体肾移植呈高度正相关，而不与已故供体肾移植高度相关。当我们也将肾移植分为活体和已故供体肾移植时，我们的研究结果与阿克塞尔罗德（Axelrod）等[4]的研究一致。来自法国[8]和英国[9]的研究发现，社区社会经济地位对进入肾移植候补名单或接受肾移植的可能性均无影响。在我们的第二项研究中，尽管与被列入肾移植候补名单的可能性的影响相比，社会经济地位对获得肾移植机会的影响较小，但仍然具有显著性。我们的研究与先前的研究之间的这些矛盾的结果可能是由于使用了个人层面而非社区层面的社会经济地位指标［例如，社区情况，城市化程度[8]和卡斯泰尔斯（Carstairs）评分指标[9]］。各国之间医疗保健和教育系统的差异可能是造成这些矛盾结果的另一个原因。

　　瑞典的收入公平性相对较高，在教育方面的不平等程度较低[10-11]。然而，我们发现在获得肾移植的过程中存在与患者社会经济地位相关的不平等。造成此现象的潜在解释可以来自患者和医生两方面。

　　在瑞典，肾脏病专家根据瑞典肾病治疗临床指南[12]和相应的欧洲肾病治疗临床指南[13]做出有关肾替代疗法的决定。然而，瑞典目前尚无评估肾移植合格性或肾脏分配的国家指南。考虑到肾脏器官的缺乏，医生自然会采用各种标准来对潜在的接受者进行优先排序，以此作为分配这种有限资源的一种手段。因此，在确定潜在的肾移植候选者时可能存在医生的选择偏倚。而且，这一偏倚很难被捕获[14-15]。

　　从患者的角度来看，存在几种可能的不平等来源。首先，社会经济地位较高的患者可能会发现更容易克服患者与医疗服务提供者之间的沟通障碍[1]。我们的敏感性分析的结果为该理论提供了一定的支持，因为收入和受教育程度与首次肾替代治疗即为肾移植治疗（人的决定在此环节起着重要作用）之间的效应大小大大高于收入和受教育程度与患者透析治疗后才获得肾移植之间的效应大小。敏感性分析因此也反映了潜在的医生偏倚。其次，与具有较高社会经济地位的患者相比，具有较低社会经济地位的患者可能有更多且更严重的合并症，并且依从性更差，因为在社会经济地位与药物治疗和健康建议的依从性之间存在已知的关联[1,16-17]。尽管我们在研究中控制了合并症，但尚无关于合并症严重程度的信息。最后，具有较高社会经济地位的患者可能会积极寻求活体供体，而具有较低社会经济地位的患者可能由于缺乏意识或手段而受到阻碍[18]。此外，受教育程度较低还与吸烟、缺乏运动和超重等因素相关，而这些因素本身就是肾移植的相对禁忌证，或是对肾移植禁忌证的合并症有影响[19]。社会经济地位处于优势的患者和社会经济地位处于劣势的患者在知识、对疾病和治疗的态度以及对肾移植的偏好方面的差异可能导致不同的治疗选择[9]。然而，由于缺乏相关信息，我们无法控制这些因素。健康不平等可以被定义为：不同人群之间健康状况或健康决定因素分布的差异，例如老年人和年轻人之间的流动性差异，或来自不同社会阶层的人们的死亡率之间的差异[20]。对健康不平等和不平等进行区分是很重要的。一些健康方面的不平等现象是由生物变异或自由选择造成的，而另一些则是由外部环境和条件所致，这些环境和条件主要在个人的控制范围之外。在第一种情况下，改变健康决定因素是不可能的，或者在伦理或意识形态上是不可接受的，因此，健康不平等是不可避免的。在第二种情况下，分布不均可能是不必要的和可避免的，也是不公正和不公平的，因此造成的健康不平等也导致健康不公平[20]。由此看来，社会经济地位可能对获得肾移植的机会既有直接影响（例如，通过歧视），也有间接影响（通过患者的偏好）[21]。本书中的研究发现的社会经济地位不平等不一定是由歧视造成的，然而，这些不平等仍然会加剧健康和财富方面的社会不平等，因此，减轻这些不平等是令人感兴趣的。

列入肾移植候补名单时的不平等的效果大小大于获得肾移植机会不平等的效果大小。将患者列入肾移植候补名单的决定可能更主观、更容易受到不平等因素的影响，因为这需要在治疗医生和患者之间建立更紧密的关系。患者一旦进入肾移植候补名单，是否获得肾移植的决定就更加客观地基于医学因素。

我们的研究还发现，受教育程度和列入肾移植候补名单之间的关联比收入和列入肾移植候补名单之间的关联更强。由于与获得肾移植的决定相比，进入肾移植候补名单的决定更为主观，这可以通过受教育程度来解释，如受教育程度可能会提高患者对疾病和治疗的知识和态度，依从性和/或沟通技巧。因此，与收入相比，可以预期受教育程度与被列入肾移植候补名单的可能性更为相关。此外，一方面，由于疾病的影响，收入可能会受到更大的影响，因此对社会经济地位的测量"更差"；另一方面，在公共税收资助的系统中，收入的重要性应该降低。

在比较不同治疗方式之间的死亡率时，以前的研究通常使用（相对）风险比作为指标，因此直接将我们的研究结果与以前的研究进行比较是不可行的。然而，我们的发现证实了先前报道的肾移植的生存优势[22-24]。此外，本书以绝对值的形式提供了有关生存优势的时间长度的信息，这有几个很重要的原因。例如，它可以用于干预措施的卫生经济学评价。与以前的研究不同，我们的工作既考虑了针对不同治疗方式的选择偏倚，也考虑了与列入肾移植候补名单相关的选择偏倚，并应用了先进的统计分析方法对肾移植治疗和透析治疗进行了比较。巴亚（Bayat）等[24]在法国一个地区比较了肾移植患者和一般透析患者的生存率，他们的研究主要关注老年患者。采用倾向性评分方法来控制非随机的治疗选择，他们的研究表明接受肾移植治疗带来了更长的生存期。然而，由于是选择合适的患者进入肾移植候补名单，普通透析患者的死亡率高于列入肾移植候补名单的透析患者的死亡率[24]。我们的研究将肾移植患者与列入肾移植候补名单的透析患者进行了比较，并使用了倾向性评分加权法，这在一定程度上降低了获得肾移植第二步的选择偏倚。我们还比较了肾移植患者和普通透析患者，发现普通透析患者的生存时间短于肾移植治疗的患者，这与巴亚（Bayat）等[24]的研究一致。在亚组分析中，无论是在肾移植还是在透析治疗中，无论是对列入肾移植候补名单的患者还是对所有肾替代疗法的患者，女性的生存时间都比男性长。女性较高的潜在结果均值（POM）可能反映出她们的平均预期寿命通常更长。然而，男性和女性之间的平均处理效果（ATE）的差异无统计学显著性。如我们的第二项研究所示，女性获得肾移植的机会与男性相同，因此，在获得肾移植机会或获得肾移植生存优势方面都似乎不存在性别不平等。

关于不同治疗方式对总医疗费用的影响，我们的研究发现肾移植治疗的费用高于透析治疗的费用，这很可能主要是由于肾移植手术的高昂费用。然而，我们未包括免疫抑制药和其他药物的费用，这可能导致对肾移植治疗费用的低估。关于住院费用，我们注意到，在许多情况下，自肾移植手术后第二年起，该费用为零。这可能有多种原因。例如，一种可能性是患者在进行肾移植手术后身体很健康，而另一种可能性是患者从研究地区搬出，且在特定研究期间没有其住院医疗利用记录。对于门诊和初级保健费用，我们发现在肾移植第一年的费用也较低，表明肾移植治疗第一年的总费用大部分是住院费用产生的。然而，先前的研究发现，门诊费用占透析年均费用的71%[25]。

我们还结合了第三项研究和第四项研究的结果，对肾移植治疗和透析治疗之间进行了简单的卫生经济学评价。在第三项研究中，我们估计，与透析治疗相比，肾移植治疗的生存优势为13.79年。在第四项研究中，我们估计了与透析治疗相比，肾移植治疗对医疗保健费用的影响，发现与透析治疗相比，肾移植可节省113 891欧元。这两项研究的结果表明，肾移植治疗是一种更好且更便宜的治疗方法。另一项基于相同患者的研究发现，肾移植治疗在劳动力市场结果（例如，重返工作的可能性和提早退休的风险）方面优于透析治疗[26]。肾移植治疗至少在这三个方面优于透析治疗。

## 三、优势与局限

本书中所包括的研究的主要优势是利用多个注册数据库，这些数据库为我们的研究提供了广泛而详细的信息。瑞典肾病注册数据库（SRR）涵盖了瑞典几乎所有接受肾替代疗法的患者，并有95%的数据报告率。从LISA数据库中获得了患者个体层面的社会经济地位状况指标（收入和受教育程度），因此可以更好地反映患者的社会经济地位状况，可以比地区层面的患者社会经济地位状况指标提供更准确的效果估计。采用多个国家级注册数据库的数据使我们的研究具有很高的效度，并且在瑞典范围内具有出色的外推性。丰富的信息确保可以调整尽可能多的混杂因素，以最大限度地减少系统误差。我们的数据可以确保考虑到大量的人口统计学和社会经济因素、所有主要的原发性肾脏疾病和合并症。以上是我们的研究与以前的研究相比的优势。

　　本书中包含的几项研究的另一个优点是：使用先进的倾向性评分加权法来处理治疗方式的选择偏倚。在评估治疗对事件发生时间的影响时，倾向性评分方法经常被错误地应用。常见的错误包括使用了不合适的统计检验以及未能正确评估指定的倾向性评分模型是否在治疗组和对照组之间的基线协变量中引起了可接受的平衡[27]。与以前的研究不同，在使用倾向性评分法时，我们不仅检验了方法所需要的假设，而且在加权后检查了基线平衡并进行了模型评估，以确认反转概率加权回归调整（IPWRA）方法的双重稳健性特征成立，从而提高了我们研究结果的可信度。在比较不同治疗方法的死亡率时，采用风险比作为效果指标，必须满足治疗分配符合线性方式且治疗结果分布符合比例风险形式[28]，而采用 ATE 作为效果指标时，不需要满足以上两个条件。此外，ATE 衡量治疗效果的单位与效果本身单位相同，更容易向普通大众解释[29]。

　　除上述优点外，还应注意一些局限性。注册数据库不包括患者的生化指标数据（例如血清白蛋白水平、甲状旁腺激素水平），这些都是影响获得肾移植的已知因素。然而，这些生化协变量不太可能与患者的社会经济地位相关[30]。此外，我们掌握了患者的合并症信息，但没有关于其严重性的信息，也没有关于其随访期间是否变化的信息。

　　尽管在估计处理效果时，我们控制了可观察到的变量以减少选择偏倚，但不可观察到的变量仍可能影响研究结果。然而，无法观察到的变量只有在与治疗选择和疗效指标都相关时才是问题。在这种情况下，如果不可观察到的变量与已经受控的可观察到的变量高度相关，则关于处理效果的结果不应该受到太大影响。但是，如果一个不可观察到的变量与任何已经受控的可观察到的变量都不相关，则研究结果可能会受到影响。然而，几个链接起来的数据库提供了非常丰富的信息源，并且我们充分利用了其中的可用信息，以最大限度地降低这种风险。

## 四、结果的外推性

考虑本书中几项研究结果的外推性和外部有效性是非常重要的。第一项到第三项研究的发现是基于几乎涵盖瑞典所有接受肾替代疗法患者的国家级的观察性注册数据，这应该可以确保我们的研究结果在瑞典范围内具有较高水平的推广性。尽管第四项研究中关于医疗保健成本的发现仅基于两个医疗保健行政区域（斯科纳地区和斯德哥尔摩地区，这两个地区覆盖瑞典 1/3 的人口）的观察性数据，但由于是标准化的治疗方法和类似的治疗分配方法，我们也认为这些结果可以推广到瑞典的其他地区。然而，关于外部有效性，尚不清楚调查结果在多大程度上可能扩展到其他国家。首先，本书中几项研究的发现可能无法在瑞典的医疗体系和教育体系之外推广。瑞典是一个高收入国家，拥有公共资助的全民医疗保健系统和免费的高等教育系统，只有在接受肾移植治疗时需要列入等待候补名单。在其他国家，尤其是中低收入国家，与社会经济地位相关的获得肾移植机会的不平等可能比瑞典的不平等更大。其次，即使不同国家治疗终末期肾病的程序相似，治疗之后的护理也可能不同。因此，我们研究中的绝对生存时间可能不适用于其他国家。然而，或许可以在其他背景下使用相对估计。最后，不同的国家有不同的定价体系，这可能会限制我们关于肾移植治疗之后医疗保健费用结果的外推性。

由于所有北欧国家都有极其相似的由税收资助的医疗系统和教育系统，因此，我们在瑞典社会经济地位相关的不平等和生存时间的发现具有较高的外推性。

## 五、政策意义

本书中几项研究的发现为若干政策启示提供了依据。首先，我们的研究结果表明，具有较低社会经济地位的患者获得肾移植的机会减少。如上所述，社会经济地位不平等造成的影响不一定是由于歧视。一些不平等可归因于生物变异或自由选择，而另一些则可归因于外部环境和条件，主要是在个人的控制范围之外。如果社会经济地位的影响是通过诸如患者的生物学变异等表现出来，则可能无法避免。如果社会经济地位的影响是通过患者的喜好（例如，具有较低社会经济地位的患者吸烟较多）来实现的，我们就应该采取一些措施减轻这些不平等；而如果社会经济地位的影响是通过其他患者的偏爱来实现的，进行改变可能在伦理或意识形态上是不可接受的，并且这些不平等是不可避免的。然而，如果社会经济地位的影响是通过歧视来实现的，就必须采取缓解措施，在这种情况下，政策应为易受伤害的患者（vulnerable patients）提供帮助。其次，我们的研究结果表明，就生存时间和医疗保健费用而言，肾移植治疗在这两方面都比透析治疗具有优势。尽管应该更积极地推荐肾移植治疗，但供体器官缺乏阻碍了肾移植的扩展，因此，提高肾移植器官可得性的策略可能对健康和经济产生重大影响。例如，我们可以执行一些教育项目来鼓励人们捐赠器官或介绍相关知识，以减轻捐赠者对捐赠的担忧。

## 六、未来研究展望

本书中几项研究的发现揭示了在获得肾移植治疗的过程中，有与患者的社会经济地位相关的健康不平等存在。然而，所观察到的社会经济地位相关的不平等背后的机制尚不清楚。如果医疗保健系统的目标是为所有公民提供良好和平等的医疗保健服务，那么了解这些明显的不平等背后的原因是很重要的。因此，需要做进一步的研究以探索这些不平等背后的潜在机制，以评估这些不平等是否是不公平的，如果是，就应该采取干预措施以减少与社会经济地位相关的障碍。

本书中的部分研究估计了不同肾替代疗法的可比较的预后结果，包括生存时间和医疗保健费用，这可以为旨在增加肾脏器官供应的卫生经济学评价项目提供证据。还需要进一步研究来估计接受肾移植治疗和透析治疗后的患者的生活质量。这样就可以通过结合患者接受治疗的成本和患者生活质量的研究来进行成本效用分析。此外，如果有数据可用，探索患者接受不同治疗的预后结果中是否存在与社会经济地位相关的不平等现象也将很有意义。

由于样本量有限，我们仅估计了肾移植手术后直到第三年的医疗保健费用，因此需要进行更深入的研究，以比较肾移植治疗和透析治疗后更长的随访期间的医疗保健费用。还需要对肾移植治疗和透析治疗进行包括更多成本条目的可比研究，例如间接费用、直接非医疗费用和药物费用。这些成本条目的纳入可能会大大改变平均处理效果；在肾移植治疗中，肾移植手术后的药物费用可能起主要作用，而在透析治疗中，间接费用可能起主要作用。瑞典先前的一项研究发现，处方药几乎占肾移植患者年均医疗保健费用 15 500 欧元的 50%[25]。考虑不同的成本条目，可以让我们对肾替代疗法有一个全面的了解，也可以对肾移植治疗和透析治疗之间有相对准确的比较。

## 七、本书的主要结论

本书中几项研究的结果表明，收入较高和受教育程度较高的患者通常具有较高的获得肾移植治疗的机会，具有较高的被列入肾移植候补名单的机会以及在列入肾移植候补名单后获得肾移植治疗的机会。与接受透析治疗相比，接受肾移植治疗具有更长的生存时间和更低的医疗保健成本。因此，可以从本书的几项研究中得出的主要结论是：

● 在终末期肾病患者中，通常存在与社会经济地位相关的获得肾移植机会的不平等。

● 在获得肾移植的两个步骤中：（1）列入肾移植候补名单；（2）获得肾移植，也都存在与社会经济地位相关的不平等。此外，第一步的不平等现象更大，因此可以预期第一步的不平等对社会不平等的贡献更大。

● 对接受肾替代疗法的瑞典终末期肾病患者而言，相比于接受透析治疗，接受肾移植治疗具有近 14 年的生存获益。因此，应该在瑞典人群中更积极地推荐使用肾移植治疗。

● 从长远来看，肾移植治疗是可以节省医疗成本的。

● 肾移植治疗具有成本效果，并且与透析治疗相比具有优势。

● 处于社会经济优势地位的患者比处于社会经济劣势地位的患者具有更长的生存时间。

# 参考文献

［1］SCHAEFFNER E S, MEHTA J, WINKELMAYER W C. Educational level as a determinant of access to and outcomes after kidney transplantation in the United States ［J］. American Journal of Kidney Diseases, 2008, 51 (5): 811-818.

［2］SCHOLD J D, GREGG J A, HARMAN J S, et al. Barriers to evaluation and wait listing for kidney transplantation ［J］. Clinical Journal of the American Society of Nephrology, 2011, 6 (7): 1760-1767.

［3］KHATTAK M W, SANDHU G S, WOODWARD R, et al. Association of marital status with access to renal transplantation ［J］. American Journal of Transplantation, 2010, 10 (12): 2624-2631.

［4］AXELROD D A, DZEBISASHVILI N, SCHNITZLER M A, et al. The interplay of socioeconomic status, distance to center, and interdonor service area travel on kidney transplant access and outcomes ［J］. Clinical Journal of the American Society of Nephrology Cjasn, 2010, 5 (12): 2276-2288.

［5］SAUNDERS M R, CAGNEY K A, ROSS L F, et al. Neighborhood poverty, racial composition and renal transplant waitlist ［J］. American Journal of Transplantation, 2010, 10 (8): 1912-1917.

［6］SATAYATHUM S, PISONI R L, MCCULLOUGH K P, et al. Kidney transplantation and wait-listing rates from the international Dialysis Outcomes and Practice Patterns Study (DOPPS) ［J］. Kidney International, 2005, 68 (1): 330-337.

［7］GRACE B S, CLAYTON P A, CASS A, et al. Transplantation rates for living- but not deceased-donor kidneys vary with socioeconomic status in Australia ［J］. Kidney International, 2013, 83 (1): 138-145.

［8］KIHAL-TALANTIKITE W, VIGNEAU C, DEGUEN S, et al. Influence of socio-economic inequalities on access to renal transplantation and survival of patients with end-stage renal disease [J]. PLoS One, 2016, 11 (4): e0153431.

[9] ONISCU G C, SCHALKWIJK A A, JOHNSON R J, et al. Equity of access to renal transplant waiting list and renal transplantation in Scotland: cohort study [J]. British Medical Journal, 2003, 327 (7426): 1261.

[10] WOOLF S H. The spirit level: why greater equality makes societies stronger [J]. American Journal of Preventive Medicine, 2010, 39 (4): 392-393.

[11] ASPLUND R, BARTH E. Education and wage inequality in Europe. A literature review [M]. Helsinki: Taloustieto Oy, 2005.

[12] American Journal of Kidney Diseases. K/DOQI clinical practice guidelines on hypertension and antihypertensive agents in chronic kidney disease [J]. American Journal of Kidney Diseases, 2004, 43 (1): 11-13.

[13] DOMBROS N, DRATWA M, GOKAL R, et al. European best practice guidelines for peritoneal dialysis: 2 The initiation of dialysis [J]. Nephrology Dialysis Transplantation, 2005, 20 (suppl 9): ix3-ix7.

[14] ALEXANDER G C, SEHGAL A R. Barriers to cadaveric renal transplantation among blacks, women, and the poor [J]. JAMA, 1998, 280 (13): 1148-1152.

[15] SCHULMAN K A, BERLIN J A, HARLESS W, et al. The effect of race and sex on physicians' recommendations for cardiac catheterization [J]. New England Journal of Medicine, 1999, 340: 618-626.

[16] JUERGENSEN P H, GORBAN-BRENNAN N, FINKELSTEIN F O. Compliance with the dialysis regimen in chronic peritoneal dialysis patients: utility of the pro card and impact of patient education [J]. Advances in peritoneal dialysis. Conference on Peritoneal Dialysis, 2004, 20: 90-92.

[17] KASISKE B L, RAMOS E L, GASTON R S, et al. The evaluation of

renal transplant candidates: clinical practice guidelines. Patient Care and Education Committee of the American Society of Transplant Physicians [J]. Journal of the American Society of Nephrology Jasn, 1995, 6 (1): 1-34.

[18] GOLDFARB-RUMYANTZEV A S, SANDHU G S, BAIRD B, et al. Effect of education on racial disparities in access to kidney transplantation [J]. Clinical Transplantation, 2012, 26 (1): 74-81.

[19] COWELL A J. The relationship between education and health behavior: some empirical evidence [J]. Health Economics, 2006, 15 (2): 125-146.

[20] Health inequality and inequity [EB/OL]. [2016-09-15]. http://www.who.int/hia/about/glos/en/index1.html.

[21] MOSCELLI G, SICILIANI L, GUTACKER N, et al. Socioeconomic inequality of access to healthcare: does choice explain the gradient? [J]. Journal of Health Economics, 2018, 57: 290-314.

[22] WOLFE R A, ASHBY V B, MILFORD E L, et al. Comparison of mortality in all patients on dialysis, patients on dialysis awaiting transplantation, and recipients of a first cadaveric transplant [J]. The New England Journal of Medicine, 1999, 341 (23): 1725-1730.

[23] TENNANKORE K K, KIM S J, BAER H J, et al. Survival and hospitalization for intensive home hemodialysis compared with kidney transplantation [J]. Journal of the American Society of Nephrology, 2014, 25 (9): 2113-2120.

[24] BAYAT S, KESSLER M, BRIANCON S, et al. Survival of transplanted and dialysed patients in a French region with focus on outcomes in the elderly [J]. Nephrology Dialysis Transplantation, 2010, 25 (1): 292-300.

[25] ERIKSSON J K, NEOVIUS M, JACOBSON S H, et al. Healthcare costs in chronic kidney disease and renal replacement therapy: a population-based cohort study in Sweden [J]. BMJ Open, 2016, 6

（10）：e012062.

［26］JARL J, GERDTHAM U G, DESATNIK P, et al. Effects of kidney transplantation on labor market outcomes in Sweden ［J］. Transplantation, 2018, 102 (8)：1375-1381.

［27］AUSTIN P C. The use of propensity score methods with survival or time-to-event outcomes：reporting measures of effect similar to those used in randomized experiments ［J］. Statistics in Medicine, 2014, 33 (7)：1242-1258.

［28］HERNÁN M A. The hazards of hazard ratios ［J］. Epidemiology, 2010, 21 (1)：13-15.

［29］Introduction to treatment effects for observational survival time data ［EB/OL］. ［2017-11-21］. https：//www. stata. com/manuals/testteffectsintro. pdf#testteffectsintro.

［30］SUADICANI P, HEIN H O, GYNTELBERG F. Socioeconomic status, ABO phenotypes and risk of ischaemic heart disease：an 8-year follow-up in the Copenhagen Male Study ［J］. Journal of Cardiovascular Risk, 2000, 7 (4)：277-283.

# 第六章 终末期肾脏疾病的
# 治疗是否存在不平等

　　社会经济地位相关的因素已经证明与获得肾移植机会有关。然而，很少有研究同时探索个人收入和受教育程度对获得肾移植机会的影响。因此，我们的这项研究旨在探讨患者的个人收入和受教育程度对其获得肾移植机会的影响，同时还控制了医疗和非医疗因素。我们将瑞典肾病注册数据库和其他几个国家级的注册数据库链接起来，得到了在瑞典于1995年1月1日至2013年12月31日开始肾脏替代治疗（RRT）的成人终末期肾病患者样本。采用单变量和多变量Logistic回归模型，我们研究了患者开始肾替代疗法前的收入与受教育程度和接受肾移植可能性之间的关系。对于首次肾替代疗法不是肾移植的患者，我们还采用了多元Cox比例风险回归分析来评估接受治疗机会和社会经济地位因素之间的关系。在16 215名样本患者中，有27%的患者在2013年底前接受了肾移植。调整协变量后，处于最高收入组的患者获得肾移植的机会是处于最低收入组患者的3倍以上［OR：3.22；95%置信区间（confidence interval，CI）：2.73~3.80］。接受过高等教育的患者获得肾移植的机会是只接受过义务教育的患者的3倍以上（OR：3.18；95%置信区间：2.77~3.66）。我们的研究显示，是否居住在肾移植中心所在的城市和性别对患者接受肾移植的可能性都没有任何影响。对于首次肾替代疗法不是肾移植的患者，Cox回归模型的结果与我们从Logistic回归模型得到的结果相似。敏感性分析表明，我们的研究结果对几个不同的条件不敏感。总的来说，在瑞典，获得肾移植机会方面存在着与社会经济地位相关的不平等。需要进行更多的研究以探讨这些不平等现象背后的机制并采取相应策略减轻这些不平等现象。

# 第一节 概　　述

## 一、研究背景和意义

与普通人群相比，终末期肾病（ESRD）患者面临更多挑战，包括并发症负担增加，预期寿命缩短和生活质量受损[1-2]。肾脏替代治疗（RRT）是挽救终末期肾病患者生命的治疗方法，包括透析和肾移植。与透析相比，肾移植通常被视为首选的治疗方法，因为它不仅可以延长患者的预期寿命，而且可以提高患者的生活质量[3-4]。然而，肾脏器官的供应无法满足所有需要肾移植的患者的需求，这就导致排队等待肾移植的名单较长，而且等待时间也相应延长[5]。

先前的研究表明，在接受肾移植方面存在不平等现象。证据主要来自美国，这些证据表明，是否接受肾移植与患者的种族/民族[6]、性别[7]、社会经济地位（SES）[8-10]、婚姻状况[11]以及患者的认知之间存在关联[12]。社会经济地位对患者是否接受肾移植的作用很复杂，因为社会经济地位会影响患者是否接受肾移植过程中的很多环节[13]，比如，具有较高社会经济地位的患者可能与医疗服务提供者有良好的治疗沟通[14]。

为了探讨社会经济地位在获取肾移植中的作用，首先要定义社会经济地位。定义社会经济地位的三个经典指标是收入、职业和教育[14]。然而，以前的研究大多使用患者居住区的邮政编码替代 SES 测量[9, 15-17]。基于澳大利亚国家级的数据，格拉斯（Grace）等[9]的报告表明，具有较高社会经济地位的患者更有可能直接接受肾移植和活体供者肾移植，但是未发现患者具有较高社会经济地位与接受死体供者肾移植之间的相关性。美国的研究表明，具有较高社会经济地位可以增加活体供者肾移植[15]和已故供者肾移植[15-16]的机会。英国的一项研究发现，社会经济条件较差的患者被列入等候肾移植名单的可能性较低，尽管一旦被列入等候肾移植名单后，其与社会经济条件较好的患者具有同等的接受肾移植的机会[17]。

在美国，有两项研究调查了患者的受教育程度对获得肾移植的影响，但是这两项研究的结果并不一致。谢夫纳（Schaeffner）等[14]的研究结果表明，与没有高中学历的患者相比，大学毕业的患者被列入肾移植候补名单或接受肾移植的机会是其3倍以上。国际透析结果和实践模式研究（DOPPS）同时控制了患者的收入和受教育水平，发现只有患者的收入水平与接受肾移植的机会（正向）相关[18]。

上述研究在研究设计、患者选择、样本量、时间段、统计方法、感兴趣的结果、SES测量以及潜在混杂因素等方面都有所不同。除此之外，各国的医疗卫生系统也不尽相同。对于SES的测量，之前的研究通常仅采用SES的三个经典定义指标之一，并且（或）仅使用患者居住区的邮政编码作为唯一的SES指标，这可能会导致对个人SES水平的估计不够准确[9, 15, 17]。此外，先前的研究也受限于缺乏主要的潜在混杂因素（比如，并发症[9, 14]），或者仅包括人群的子样本[8-9]，或者只是单中心研究[16]。

瑞典是一个拥有全民医疗保健体系的国家，只有在接受肾移植治疗时需要进入等待候补名单[19]。在北欧国家的医疗保健系统和平等福利制度的背景下，研究获得肾移植的公平性尤为重要。在这些北欧国家，无论是在医疗保健领域（比如，无论患者的社会经济地位如何，都应给予所需的治疗），还是在整个社会中，减少甚至试图消除社会不平等现象都是长期的传统。然而，瑞典或任何其他北欧国家之前从未研究过个体水平的SES与获得肾移植之间的关系。

因此，这项研究的目的是：利用瑞典注册的终末期肾病患者的人群样本，评估个体水平SES对获得肾移植的影响。本研究的主要贡献是：我们利用纵向终末期肾病患者注册数据，采用肾替代疗法开始前的患者个人可支配收入和受教育程度两个主要指标来测量患者个体水平SES。此外，我们还广泛控制了医疗和非医疗的混杂因素。

## 二、资料和方法

### （一）资料来源

利用唯一的患者编号，将瑞典肾病注册数据库（SRR）[20]、用于医疗保险和劳动力市场研究的纵向整合数据库（LISA）[21]和瑞典统计局的总人口注册数据库（RTB）链接起来。从 1991 年瑞典肾病注册数据库建立开始，瑞典所有接受肾替代治疗的患者都被登记在册，这个数据库是国家级的高质量的注册数据库，覆盖几乎 100% 的终末期肾病患者，数据报告率达 95% [22]。该数据库包含丰富的与患者的疾病和治疗有关的信息。

LISA 数据库结合了几个来自人口和社会经济注册数据库的信息[21]，包括收入、受教育程度和是否就业等信息。针对居住在瑞典的 15 岁以上的人，每年都会进行这些数据的登记。患者的婚姻状况和公民身份信息来自 RTB 数据库。

### （二）研究人群

根据 SRR 中的记录，本研究的研究人群为 1995 年 1 月 1 日至 2013 年 12 月 31 日，开始进行 RRT 的所有 18 岁以上的终末期肾病患者。在此期间，瑞典的肾脏分配政策没有变化。排除数据库中目前治疗方式未知的患者以及在 RRT 开始后 91 天内康复或死亡的患者，以便本研究的研究人群仅包括患有慢性终末期肾病的患者。

数据库里缺乏有关禁忌证的信息，也就是说，我们无法识别出不适合进行肾移植的患者。因此，我们假设所有开始肾脏替代治疗的患者都适合进行肾移植。

### （三）结果指标和 SES 指标

这项研究从接受肾移植的可能性方面研究了 SES 与接受肾移植之间的关联。接受肾移植的定义为在研究期间首次接受了活体供者或死体供者的肾移植。

根据患者开始 RRT 前的收入情况和受教育程度来定义患者个人水

平的 SES。收入指的是患者开始 RRT 前一年的个人可支配收入，它是通过使用消费权重调整家庭可支配收入得出的[23]。我们使用来自瑞典统计局的消费者价格指数将可支配收入调整为 2012 年的价格水平[24]。可支配收入被分为五分位数，五分位数 1（0～99 998 瑞典克朗）是指收入最低群体，五分位数 5（188 751～6 685 735 瑞典克朗）是指收入最高群体。根据瑞典的教育体系，患者的受教育程度分为三类：义务教育（≤9 年），高中教育（＞9～12 年）和高等教育（＞12 年）。

（四）控制（可能的混杂）变量

在患者开始肾脏替代治疗（RRT）之前，根据先前的研究，确定了一些基线人口统计学和临床变量，以便调整潜在的混杂因素。这些因素包括开始接受 RRT 的年龄[8-9]、性别[8-9]、首次接受 RRT 的年份[16]、婚姻状况[11]、就业状况[11]、居住地区（县）[9]、公民身份[25]、原发性肾脏疾病[8-9]和合并症[8-9]。根据接受肾移植的患者分布[26]，患者年龄分为四个年龄组：18～39 岁、40～49 岁、50～59 岁，≥60 岁。首次接受 RRT 的年份作为连续协变量（每年）进行处理。婚姻状况包括已婚、单身、离异和丧偶。瑞典有四个肾移植中心，分别位于瑞典四个最大的城市（斯德哥尔摩、哥德堡、马尔默和乌普萨拉）。我们创建了二元变量——家乡，以捕捉住所与移植中心处于同一行政区域和/或靠近移植医院的任何潜在优势。公民身份是指瑞典人或非瑞典人。原发性肾脏疾病分为七类：肾小球肾炎、成人多囊肾、糖尿病肾病、高血压肾病、肾盂肾炎、未指明的肾脏疾病和其他（针对所有其他肾脏诊断）。瑞典肾病注册数据库中的合并症共有八类，但由于某些组中的样本较少，因此本研究对数据库中的合并症进行了重新分类。在本研究中，合并症被分类为高血压、糖尿病、癌症（血液、皮肤和其他癌症）和心脑血管疾病（脑血管疾病、周围血管疾病、缺血性疾病和其他心脏病）。根据患者开始 RRT 前一年的就业状况，将其就业状况分为是否就业。

（五）统计分析

表 6-1 中，按照不同治疗方式（肾移植和透析），描述了患者基

线特征的频率和分布。我们将连续变量表示为均值和标准差（standard deviation，SD），将分类变量表示为百分比。连续变量和分类变量的组间比较分别使用 $t$ 检验和卡方检验。

我们使用传统的 Logistic 模型研究 SES 与获得肾移植之间的关系。在用单变量模型研究收入和获得肾移植的关系后，采用三个逐步多元模型，同时控制了收入和受教育程度，以及人口统计学变量，即年龄、性别、首次 RRT 年份、婚姻状况、家乡、公民身份，另外还有临床变量，即原发性肾脏疾病和合并症。我们将收入和受教育程度同时纳入，是因为可以将教育视为收入与获得肾移植之间关系的潜在影响因素。受教育程度通常发生在生命的早期，收入状况在一定程度上是受教育程度的结果。此外，我们还可以探索收入和受教育程度这两个因素哪个是更强的独立因素，可以为有关机制的推断提供依据。对于受教育程度和获得肾移植之间的关系，我们进行了类似的分析，但在两个逐步多元模型中没有控制收入的影响。

为了评估治疗与社会经济因素之间的关系是否因 RRT 时间而异，我们进行了敏感性分析，根据首次 RRT 是否是肾移植对患者进行了划分（即肾移植是在患者接受 RRT 的 91 天内还是在接受 RRT 的 91 天之后）。对于在接受 RRT 91 天后接受肾移植的患者，我们还运用了多变量 Cox 比例风险回归模型来评估治疗与社会经济因素之间的关系。我们还对就业人员进行了敏感性分析，样本仅限于工作年龄的患者（20 ~ 65 岁），因为考虑到就业状况可能会影响治疗选择[27]。

假设 $p < 0.05$ 具有统计学意义。所有统计分析均使用 STATA 软件包（Stata Corporation，College Station，Texas，USA）的 14.0 版进行。该研究已获得隆德地区伦理审查委员会的批准（Dnr：2014/144）。

表6-1 RRT开始时不同治疗方式的患者基线特征

| 患者特征 | 总人数 (n = 16 215) | 透析 (n = 11 823) | 肾移植 (n = 4 392) | 首次是 KTx① (n = 612) | 活体供者 KTx (n = 1 754) | 死体供者 KTx (n = 2 645) |
|---|---|---|---|---|---|---|
| 年龄（岁）*** | | | | | | |
| 18~39 | 8.9 | 2.3 | 26.7 | 35.4 | 38.3 | 19.0 |
| 40~49 | 10.1 | 4.8 | 24.2 | 23.1 | 24.2 | 24.2 |
| 50~59 | 16.5 | 11.5 | 29.8 | 25.5 | 24.2 | 33.5 |
| 60+ | 64.6 | 81.4 | 19.4 | 16.0 | 13.3 | 23.4 |
| 男性 | 65.4 | 65.5 | 65.1 | 62.5 | 66.7 | 64.0 |
| 首次 RRT 年份*** | 2004 (5.1) | 2004 (5.2) | 2003 (4.9) | 2005 (5.3) | 2004 (5.0) | 2003 (4.8) |
| 教育*** | | | | | | |
| 义务教育 | 46.2 | 54.1 | 25.1 | 15.4 | 19.7 | 28.6 |
| 高中教育 | 38.5 | 34.9 | 48.0 | 48.5 | 49.1 | 47.3 |
| 高等教育 | 15.3 | 11.0 | 26.9 | 36.2 | 31.2 | 24.0 |
| 婚姻状况*** | | | | | | |
| 已婚 | 52.3 | 52.8 | 51.0 | 55.8 | 53.8 | 49.2 |
| 单身 | 20.5 | 15.7 | 33.3 | 34.4 | 35.7 | 31.7 |
| 离异 | 15.1 | 15.6 | 13.6 | 8.4 | 9.6 | 16.3 |
| 丧偶 | 12.1 | 15.9 | 2.1 | 1.5 | 0.9 | 2.8 |
| 可支配收入②*** | | | | | | |
| 五分位数 1 | 20.0 | 21.0 | 17.3 | 12.1 | 16.7 | 17.6 |
| 五分位数 2 | 20.0 | 21.7 | 15.4 | 13.1 | 14.2 | 16.2 |
| 五分位数 3 | 20.0 | 21.7 | 15.5 | 15.4 | 14.6 | 16.1 |
| 五分位数 4 | 20.0 | 19.1 | 22.5 | 20.1 | 23.5 | 21.9 |
| 五分位数 5 | 20.0 | 16.5 | 29.3 | 39.3 | 30.9 | 28.2 |
| 公民身份 | | | | | | |
| 瑞典人** | 86.8 | 86.3 | 88.2 | 90.5 | 90.2 | 86.9 |
| 缺失 | 9.6 | 10.5 | 7.4 | 6.1 | 5.6 | 8.5 |
| 居住地有肾移植中心*** | 48.8 | 47.9 | 51.1 | 57.1 | 51.9 | 50.6 |

注：1. n—样本量；RRT—肾脏替代治疗；KTx—肾移植。
  2. 表中的连续变量表示为"平均值（标准差）"，分类变量表示为占总数的百分比。通过 t 检验比较连续变量，通过卡方检验比较分类变量（"透析"和"肾移植"两列数据）。
  ** $p < 0.01$；*** $p < 0.001$。
  ①首次是 KTx 包括活体供者 KTx 和死体供者 KTx；②可支配收入分为五分位数，其中五分位数 1 是最弱势群体，五分位数 5 是最优势群体。

# 第二节　终末期肾病患者治疗的基本情况

如果患者缺少主要变量的有关信息，即收入情况（340 例；2.0%），受教育程度（525 例；3.1%），婚姻状况（344 例；2.0%），则排除该患者。我们还排除了收入为负数（22 例；0.1%）和极端收入（1 例，$1.08 \times 10^7$ 瑞典克朗）的患者。最终样本包括 16 215 名 RRT 成年患者（年龄 ≥ 18 岁）。截至 2013 年 12 月 31 日，其中 4 392（27.1%）名患者接受了活体或死体供者肾移植。

表 6 - 1 显示了患者基线特征的频率和分布。与透析患者相比，接受肾移植的患者更年轻、更健康、文化程度更高、居住在移植中心附近并且收入更高（$p < 0.001$）。例如，接受肾移植组中仅有 25.1% 的患者最高接受过义务教育，而透析患者中有 50% 以上仅接受过义务教育。我们还注意到，在公民身份方面，两组存在微小但显著的差异，出人意料的是，透析组中瑞典公民的比例更高。

# 第三节　社会经济水平对获得肾移植的影响

## 一、患者收入水平对获得肾移植的影响

有关患者收入水平的影响，四个 Logistic 回归模型被用于评估获得肾移植的可能性（如表 6 - 2 所示）。如单因素分析模型 1 所示，最高收入组（五分位数 5）的患者接受肾移植的可能性是最低收入组（五分位数 1；参照组）的两倍以上。当同时调整受教育程度（模型 2）时，高收入的影响降低了。同时调整人口统计学变量（模型 3）和临床变量（模型 4）会增加效应的大小，并显示收入情况与获得肾移植的可能性之间存在明显的正相关性。

表 6-2 收入与获得肾移植机会之间关系的多元 Logistic 回归分析

| 模型包含的变量 | 模型 1① 收入的 OR (95% CI) | 模型 2② 调整教育后的 OR (95% CI) | 模型 3③ 调整模型 2 + 人口统计学变量后的 OR (95% CI) | 模型 4④ 调整模型 3 + 临床变量后的 OR (95% CI) |
|---|---|---|---|---|
| **可支配收入（参照组=五分位数 1）** | | | | |
| 五分位数 2 | 0.86* | 0.80*** | 1.02 | 1.12 |
| | (0.77~0.97) | (0.71~0.90) | (0.88~1.19) | (0.95~1.33) |
| 五分位数 3 | 0.87* | 0.77*** | 1.10 | 1.21* |
| | (0.78~0.98) | (0.68~0.87) | (0.94~1.28) | (1.03~1.43) |
| 五分位数 4 | 1.44*** | 1.10 | 1.79*** | 1.91*** |
| | (1.29~1.61) | (0.98~1.24) | (1.54~2.08) | (1.63~2.24) |
| 五分位数 5 | 2.16*** | 1.40*** | 3.23*** | 3.22*** |
| | (1.94~2.40) | (1.25~1.56) | (2.77~3.76) | (2.73~3.80) |
| **教育（参照组=义务教育）** | | | | |
| 高中教育 | | 2.80*** | 1.46*** | 1.48*** |
| | | (2.58~3.05) | (1.32~1.62) | (1.32~1.65) |
| 高等教育 | | 4.56*** | 2.47*** | 2.35*** |
| | | (4.11~5.07) | (2.16~2.82) | (2.03~2.72) |
| **年龄（岁）（参照组=18~39）** | | | | |
| 40~49 | | | 0.36*** | 0.36*** |
| | | | (0.30~0.43) | (0.30~0.44) |
| 50~59 | | | 0.15*** | 0.17*** |
| | | | (0.13~0.18) | (0.14~0.21) |
| 60⁺ | | | 0.02*** | 0.02*** |
| | | | (0.01~0.02) | (0.02~0.03) |
| **性别（参照组=女性）** | | | | |
| 男性 | | | 0.91 | 0.99 |
| | | | (0.83~1.01) | (0.89~1.10) |
| **首次 RRT 的年份** | | | 0.94*** | 0.94*** |
| | | | (0.93~0.95) | (0.93~0.95) |
| **婚姻状况（参照组=已婚）** | | | | |
| 单身 | | | 0.59*** | 0.57*** |
| | | | (0.52~0.66) | (0.50~0.66) |

续表

| 模型包含的变量 | 模型1①<br>收入的 OR<br>(95% CI) | 模型2②<br>调整教育<br>后的 OR<br>(95% CI) | 模型3③<br>调整模型2 +<br>人口统计学<br>变量后的 OR<br>(95% CI) | 模型4④<br>调整模型3 +<br>临床变量后<br>的 OR<br>(95% CI) |
|---|---|---|---|---|
| 离异 | | | 0.63***<br>(0.55~0.72) | 0.65***<br>(0.56~0.75) |
| 丧偶 | | | 0.31***<br>(0.24~0.39) | 0.29***<br>(0.23~0.37) |
| **公民身份（参照组 = 非瑞典人）** | | | | |
| 瑞典人 | | | 1.36**<br>(1.08~1.72) | 1.43**<br>(1.11~1.84) |
| 缺失组 | | | 0.58***<br>(0.44~0.78) | 0.59**<br>(0.43~0.80) |
| **家乡（参照组 = 无 KTx 中心）** | | | | |
| 有 KTx 中心 | | | 0.94<br>(0.86~1.03) | 0.92<br>(0.83~1.01) |

注：OR—优势比；CI—置信区间；RRT—肾脏替代治疗；KTx—肾移植。
$*p<0.05$；$**p<0.01$；$***p<0.001$。
①模型1：可支配收入的原始 OR；②模型2：调整受教育程度后的 OR；③模型3：调整模型2 + 人口统计学变量（年龄、性别、首次 RRT 年份、婚姻状况、公民身份和家乡）后的 OR；④模型4：调整模型3 + 临床变量（包括原发性肾脏疾病和合并症）后的 OR。

## 二、患者受教育程度对获得肾移植的影响

有关患者受教育程度的影响，三个评估接受肾移植可能性的 Logistic 回归模型被用来进行分析（如表6-3所示）。在单因素分析（模型1）中，受过高等教育的患者接受肾移植的机会是仅受过义务教育的患者的5倍以上。尽管针对其他协变量进行调整会降低高等教育的效果，但在调整所有变量的模型（模型3）中，高等教育仍然与获得肾移植的可能性呈正相关。

表 6 – 3　受教育程度与获得肾移植机会之间关系
的多元 Logistic 回归分析

| 模型包含的变量 | 模型 1①<br>受教育程度 OR<br>（95% CI） | 模型 2②<br>调整人口统计学<br>变量后的 OR<br>（95% CI） | 模型 3③<br>调整模型 2 + 临床<br>变量后的 OR<br>（95% CI） |
|---|---|---|---|
| **受教育程度（参照组 = 义务教育）** | | | |
| 高中教育 | 2.97***<br>（2.73 ~ 3.23） | 1.67***<br>（1.51 ~ 1.85） | 1.68***<br>（1.51 ~ 1.88） |
| 高等教育 | 5.25***<br>（4.74 ~ 5.81） | 3.36***<br>（2.96 ~ 3.82） | 3.18***<br>（2.77 ~ 3.66） |
| **年龄（岁）（参照组 = 18 ~ 39）** | | | |
| 40 ~ 49 | | 0.39***<br>（0.33 ~ 0.46） | 0.40***<br>（0.33 ~ 0.48） |
| 50 ~ 59 | | 0.19***<br>（0.16 ~ 0.22） | 0.21***<br>（0.18 ~ 0.26） |
| 60+ | | 0.02***<br>（0.01 ~ 0.02） | 0.02***<br>（0.02 ~ 0.03） |
| **性别（参照组 = 女性）** | | | |
| 男性 | | 1.06<br>（0.96 ~ 1.16） | 1.14*<br>（1.03 ~ 1.26） |
| **首次 RRT 的年份** | | 0.96***<br>（0.95 ~ 0.97） | 0.96***<br>（0.95 ~ 0.97） |
| **婚姻状况（参照组 = 已婚）** | | | |
| 单身 | | 0.57***<br>（0.51 ~ 0.65） | 0.56***<br>（0.50 ~ 0.64） |
| 离异 | | 0.63***<br>（0.55 ~ 0.72） | 0.65***<br>（0.57 ~ 0.75） |
| 丧偶 | | 0.34***<br>（0.27 ~ 0.43） | 0.32***<br>（0.25 ~ 0.41） |
| **公民身份（参照组 = 非瑞典人）** | | | |
| 瑞典人 | | 1.64***<br>（1.31 ~ 2.06） | 1.73***<br>（1.35 ~ 2.22） |
| 缺失组 | | 0.74*<br>（0.56 ~ 0.98） | 0.72*<br>（0.53 ~ 0.98） |
| **家乡（参照组 = 无 KTx 中心）** | | | |
| 有 KTx 中心 | | 0.99<br>（0.91 ~ 1.08） | 0.96<br>（0.87 ~ 1.06） |

注：OR—优势比；CI—置信区间；RRT—肾脏替代治疗；KTx—肾移植。
$*p < 0.05$；$***p < 0.001$。
① 模型 1：受教育程度的粗略 OR；② 模型 2：对 OR 进行了人口统计学调整（年龄、性别、首次 RRT 年份、婚姻状况、公民身份和家乡）；③ 模型 3：调整模型 2 + 临床变量，包括原发性肾脏疾病和合并症。

　　总体而言，患者的高收入和高受教育程度都增加了其接受肾移植的可能性。在这两个完整模型中，我们还发现了年纪较小、已婚和拥有瑞典公民身份的积极影响。在收入模型中，性别和在移植中心所在城市居住均未显示出对获得肾移植的影响。但是，在受教育程度模型中，显示出男性性别的积极作用。

## 三、敏感性分析

　　我们的敏感性分析结果显示，对于首次 RRT 治疗是肾移植的患者，高收入和高受教育程度对获得肾移植的影响甚至比完全调整所有混杂因素的模型更高，公民身份的影响也是如此。有趣的是，此模型中住在有移植中心的城市里，增加了肾移植的可能性。然而，对于首次 RRT 治疗不是肾移植的患者，显示出与完全调整所有混杂因素后的模型相似的结果，不同的是，在收入模型中，居住在拥有肾移植中心的城市现在与首次 RRT 治疗不是肾移植呈负相关关系。当对于首次 RRT 治疗不是肾移植的患者，采用 Cox 比例风险回归模型进行分析时，研究结果与 Logistic 模型的结果相似。

　　当我们对就业患者获得肾移植的可能性进行评估时，收入情况和受教育程度的正向作用降低了。同样，调整就业状况后，虽然收入和受教育程度仍与获得肾移植的可能性具有显著的相关性，但其影响却大大降低了。在对收入情况和受教育程度的分析中，RRT 开始的前一年受雇佣与接受肾移植的可能性具有很强的正相关关系。

　　在收入模型中，所有的敏感性分析中均未发现性别差异，而较年轻、已婚和是瑞典公民仍与接受肾移植的可能性呈正相关关系。在受教育程度的模型中，敏感性分析结果与收入模型中的结果相似，不同之处在于，当没有调整就业状况时，对于首次 RRT 治疗不是肾移植的患者和处于就业年龄的患者，男性与获得肾移植的可能性具有正相关关系。

# 第四节 讨论与建议

我们的研究结果表明，患者的社会经济地位水平与获得肾移植的可能性之间有很强的联系。多变量回归分析结果显示，与收入位于最低五分位数的患者相比，收入位于最高五分位数的患者接受肾移植的机会是其 3 倍以上。与仅接受过义务教育的患者相比，受过高等教育的患者接受肾移植的机会也是其 3 倍以上。

国际透析结果和实践模式研究（DOPPS）[18]发现，收入与获得肾移植呈高度正相关关系，尽管在同时控制收入和受教育程度这两个变量时，受教育程度并未显示出与获得肾移植呈高度正相关关系，这与我们的研究结果不同。这种差异可能是由于 DOPPS 研究包括来自多个国家的患者，这些国家的教育系统不同，受教育水平可能具有不同的含义[14]。DOPPS 研究中的患者年龄在 18～65 岁，这与我们对在职年龄段患者的敏感性分析相当，该敏感性分析的结果仍显示出受教育程度与接受肾移植之间具有强正相关性。

阿克塞尔罗德（Axelrod）等[15]发现具有社会经济地位优势（主要采用邮政编码作为社会经济地位的指标）的患者与获得活体或死体供者肾移植呈高度正相关关系。然而，格拉斯（Grace）等[9]发现，具有社会经济地位优势的患者只与获得活体供者肾移植呈高度正相关，而与获得死体供者肾移植不具有高度正相关性。为了与其他研究的研究结果进行比较，我们也将肾移植分为活体和死体供者肾移植，我们的结果与阿克塞尔罗德（Axelrod）等[15]的研究结果一致。朔尔德（Schold）等[16]发现，较高的收入与接受移植的可能性增加具有相关性，这与我们的研究结果一致，即未将活体和死体供者肾移植分开的研究结果。谢夫纳（Schaeffner）等[14]在美国发现，受过高等教育的患者更有可能进行肾移植，这与我们的研究结果一致。因此，在具有不同医疗保健和教育系统的不同国家进行的采用不同的社会经济地位（SES）定义的不同研究都发现，具有较高的社会经济地位会增加获得肾移植的机会。

能否进行肾移植取决于患者和医生两个方面。在瑞典，肾病学家根据瑞典肾病治疗临床指南[28]和相应的欧洲肾病治疗临床指南[29]做出肾替代疗法的决定。尽管如此，在确定潜在的肾移植候选者时，也还是不能排除医生偏见的可能性[30-31]。然而，有关医生的偏见肯定是很难捕获的，因此下面讨论的原因仅来自患者方面。

对于研究结果显示出的收入和受教育程度带来肾移植可能性差异的第一个原因可能是，具有较高 SES 的患者可能更容易克服与医疗服务提供者之间的沟通障碍[14]。这一理论可以得到我们敏感性分析结果的支持，敏感性分析的结果显示：收入和受教育程度与 RRT 首次治疗为肾移植（人的决定在这一过程中起着重要作用）之间的效应大小明显高于收入和受教育程度与 RRT 首次治疗不是肾移植之间的效应大小。第二个原因可能是，由于 SES 与药物和健康建议的依从性之间存在已知的关联，因此具有较高 SES 的患者为肾移植做了更好的准备[32]。第三个原因可能是，具有较高 SES 的患者会积极寻求活体供体，而具有较低 SES 的患者可能由于缺乏意识或手段而在得到活体供体方面受到阻碍[10]。此外，在具有较低 SES 的组中，活体捐赠可能存在供体障碍。在具有较低 SES 的人群中，亚健康和高风险行为更为常见，这些人的社会支持网络可能较差。因此，从医学角度来说，经常会发现来自低 SES 人群的准捐献者不适合捐献肾脏[9]。

瑞典是一个拥有全民医疗保健系统的高收入国家，其目标是实现健康平等。瑞典的收入公平性相对较高，在教育方面的不平等程度较低[33-34]。然而，即使在这种情况下，SES 也与获得肾移植的可能性有关。其他研究也发现在瑞典存在类似的不平等现象，例如，与药品利用有关的不平等现象[35]。

有趣的是，在收入模型中，性别与获得肾移植的机会之间没有显著的关联性，这与大多数其他研究的结果不一致。当前研究中包括社会经济状况在内的大量协变量可能解释了这一点。此外，我们的研究证实了先前研究的结果，即已婚患者接受肾移植的可能性更高[11]。潜在的原因可能包括：已婚患者可能由配偶捐赠肾脏、社交更广泛、抑郁情况较少，这些都有利于已婚患者进行肾移植[36]。另外，有研究表明已婚患者具有更积极的健康行为,酒精滥用和药物滥用的可能性更低[37-38]。我们还发现,与非瑞典人患者相比,具有瑞典国籍的患者有更高的机会接受肾移植,这与法国的一项研究结果一致[25]。可能的原因是非瑞典人患者与欧洲人起源的患者相比,具有足够的人白细胞抗原(HLA)和血型匹配的肾脏的可能性要小[25]。社会经济和文化因素也可能限制其进行肾移植的机会[39],然而,瑞典为其他国家公民提供的医疗覆盖范围与瑞典公民相似,因此,肾移植的财务障碍应该比其他国家小得多。

我们通过使用为我们提供了广泛而详细的信息的国家注册数据,对与 SES 相关的变量与肾移植获得之间的关系进行了多方面的分析。为了尽可能减少系统错误,我们的研究对尽可能多的混杂因素进行了调整。此外,瑞典肾病登记数据库覆盖面广,为研究终末期肾病患者提供了强大的信度和出色的外推性。我们使用了个体层面的 SES 相关的数据,与地理上定义的 SES 相比,该数据有望提供更准确的社会经济状况的效果估计。由于所用数据的纵向性质,我们可以获得 RRT 开始之前患者的 SES。我们还考虑了 RRT 开始前患者的所有主要合并症,与美国[14]、澳大利亚[9]和苏格兰[17]的研究相比,更好地控制了混杂因素。然而,我们的研究也存在一些潜在的局限性。

本研究缺乏患者的生化指标数据(例如,血型、血清白蛋白水平、甲状旁腺激素水平),这些是影响获得肾移植可能性的已知因素。然而,这些生化协变量预计不会与 SES 强烈相关[40]。研究结果被定义为研究期间获得肾移植的可能性,这可能会影响对获得肾移植不平等的解释。患者可能在有机会接受肾移植之前就去世了,这种情况更容易发生在较严重和较老的患者身上。我们已经通过在回归模型中调整年龄、原发性肾脏疾病以及合并症来应对这种风险。而且,对首次 RRT 不是肾移植的患者还使用了 Cox 比例风险回归模型,研究结果与 Logistic 模型获得的研究结果相似。此外,我们无法确定影响患者进入等候肾移植名单的因素。然而,有研究表明,年龄和原发性肾脏疾病等因素对患者接受肾移植过程的两个阶段都会带来影响。最后,尽管我们控制了重要的混杂因素,但我们缺乏其他未观察到的因素的信息(例如,其他合并症、合并症的严重程度、患者的依从性、种族/民族和医生偏见等)。

瑞典终末期肾病患者获得肾移植的可能性与社会经济地位的常规衡量指标有关。低收入和较低受教育程度均降低了进行肾移植的机会。然而，瑞典医疗保健系统中存在这些社会经济水平带来的差异的原因尚不清楚。瑞典医疗保健系统的主要目标是为所有瑞典公民提供良好和平等的医疗保健服务。为此，需要进一步研究以查明这些不平等现象的机制，以便制定有效的干预措施和政策。而且，由于能否进入肾移植候补名单是获得肾移植的关键中间步骤，如果有等待名单的数据，进一步的研究可以将获得肾移植的不平等分为进入等待名单的不平等和肾脏分配的不平等。

## 参考文献

［1］PRICHARD S. Comorbidities and their impact on outcome in patients with end-stage renal disease ［J］. Kidney International, 2000, 57: S100-S104.

［2］CHEN S S, AL MAWED S, UNRUH M. Health-related quality of life in end-stage renal disease patients: how often should we ask and what do we do with the answer? ［J］. Blood Purification, 2016, 41 (1－3): 218-224.

［3］WOLFE R A, ASHBY V B, MILFORD E L, et al. Comparison of mortality in all patients on dialysis, patients on dialysis awaiting transplantation, and recipients of a first cadaveric transplant ［J］. New England Journal of Medicine, 1999, 341 (23): 1725-1730.

［4］NEIPP M, KARAVUL B, JACKOBS S, et al. Quality of life in adult transplant recipients more than 15 years after kidney transplantation ［J］. Transplantation, 2006, 81 (12): 1640-1644.

［5］KNOLL G. Trends in kidney transplantation over the past decade ［J］. Drugs, 2008, 68 (1): 3-10.

［6］ARCE C M, GOLDSTEIN B A, MITANI A A, et al. Differences in access to kidney transplantation between Hispanic and non-Hispanic whites by geographic location in the United States ［J］. Clinical Journal of the American Society of Nephrology Cjasn, 2013, 8 (12): 2149-2157.

［7］BLOEMBERGEN W E, MAUGER E A, WOLFE R A, et al. Association of gender and access to cadaveric renal transplantation ［J］. American Journal of Kidney Diseases, 1997, 30 (6): 733-738.

［8］KIHAL-TALANTIKITE W, VIGNEAU C, DEGUEN S, et al. Influence of socio-economic inequalities on access to renal transplantation and survival of patients with end-stage renal disease ［J］. PLoS One,

2016, 11 (4): e0153431.

[9] GRACE B S, CLAYTON P A, CASS A, et al. Transplantation rates for living- but not deceased-donor kidneys vary with socioeconomic status in Australia [J]. Kidney International, 2013, 83 (1): 138-145.

[10] GOLDFARB-RUMYANTZEV A S, SANDHU G S, BAIRD B, et al. Effect of education on racial disparities in access to kidney transplantation [J]. Clinical Transplantation, 2012, 26 (1): 74-81.

[11] KHATTAK M W, SANDHU G S, WOODWARD R, et al. Association of marital status with access to renal transplantation [J]. American Journal of Transplantation, 2010, 10 (12): 2624-2631.

[12] MACKELAITE L, GAWEDA A E, MUHS E, et al. Impact of patient awareness on access to transplantation in end stage renal disease [J]. World Journal of Nephrology and Urology, 2014, 3 (2): 67-71.

[13] GOLDFARB-RUMYANTZEV A S, KOFORD J K, BAIRD B C, et al. Role of socioeconomic status in kidney transplant outcome [J]. Clinical Journal of the American Society of Nephrology, 2006, 1 (2): 313-322.

[14] SCHAEFFNER E S, MEHTA J, WINKELMAYER W C. Educational level as a determinant of access to and outcomes after kidney transplantation in the United States [J]. American Journal of Kidney Diseases, 2008, 51 (5): 811-818.

[15] AXELROD D A, DZEBISASHVILI N, SCHNITZLER M A, et al. The interplay of socioeconomic status, distance to center, and interdonor service area travel on kidney transplant access and outcomes [J]. Clinical Journal of the American Society of Nephrology Cjasn, 2010, 5 (12): 2276-2288.

[16] SCHOLD J D, GREGG J A, HARMAN J S, et al. Barriers to evaluation and wait listing for kidney transplantation [J]. Clinical Journal of the American Society of Nephrology, 2011, 6 (7): 1760-1767.

[17] ONISCU G C, SCHALKWIJK A A, JOHNSON R J, et al. Equity of

access to renal transplant waiting list and renal transplantation in Scotland: cohort study [J]. British Medical Journal, 2003, 327 (7426): 1261.

[18] SATAYATHUM S, PISONI R L, MCCULLOUGH K P, et al. Kidney transplantation and wait-listing rates from the international Dialysis Outcomes and Practice Patterns Study (DOPPS) [J]. Kidney International, 2005, 68 (1): 330-337.

[19] WIKSTRÖM B, FORED M, EICHLEAY M A, et al. The financing and organization of medical care for patients with end-stage renal disease in Sweden [J]. International Journal of Health Care Finance and Economics, 2007, 7 (4): 269-281.

[20] Swedish Renal Registry[EB/OL]. [2016-09-15]. http://www. medscinet. net/snr.

[21] Statistics Sweden (SCB). LISA database. Secondary LISA database [DB/OL]. [2016-09-15]. http://www. scb. se/lisa/swedish.

[22] SCHÖN S, EKBERG H, WIKSTRÖM B, et al. Renal replacement therapy in Sweden [J]. Scandinavian Journal of Urology & Nephrology, 2004, 38 (4): 332-339.

[23] Longitudinell integrationsdatabas för sjukförsäkrings-och arbetsmarknadsstudier (LISA) 1990 – 2013 [EB/OL]. [2017-09-15]. http://www. scb. se/Statistik/AM/AM9901/_dokument/AM9901 _ 1990I13 _ BR _ AM76BR1601. pdf.

[24] Statistics Sweden (SCB) [DB/OL]. [2016- 09-15]. http://www. scb. se/en _/Finding-statistics/Statistics-by-subject-area/Pricesand Consumption/Consumer-Price-Index/Consumer-Price-IndexCPI/Aktuell Pong / 33779/Consumer-Price-Index-CPI/272151/.

[25] CANTRELLE C, LAURENS C, LUCIOLLI E, et al. Access to kidney transplantation in France of non-French patients and French patients living in overseas territories [J]. Transplantation, 2006, 81 (8): 1147-1152.

[26] PROMISLOW S, HEMMELGARN B, RIGATTO C, et al. Young aboriginals are less likely to receive a renal transplant: a Canadian national study [J]. BMC Nephrol, 2013, 14 (1): 11.

[27] SANDHU G S, KHATTAK M, PAVLAKIS M, et al. Recipient's unemployment restricts access to renal transplantation [J]. Clinical Transplantation, 2013, 27 (4): 598-606.

[28] American Journal of Kidney Diseases. K/DOQI clinical practice guidelines on hypertension and antihypertensive agents in chronic kidney disease [J]. American Journal of Kidney Diseases, 2004, 43 (1): 11-13.

[29] HÖRL W H, JACOBS C, MACDOUGALL I C, et al. European best practice guidelines 14-16: inadequate response to epoetin [J]. Nephrology Dialysis Transplantation, 2000, 15 (suppl 4): 43-50.

[30] ALEXANDER G C, SEHGAL A R. Barriers to cadaveric renal transplantation among blacks, women, and the poor [J]. JAMA, 1998, 280 (13): 1148-1152.

[31] SCHULMAN K A, BERLIN J A, HARLESS W, et al. The effect of race and sex on physicians' recommendations for cardiac catheterization [J]. New England Journal of Medicine, 1999, 340: 618-626.

[32] JUERGENSEN P H, GORBAN-BRENNAN N, FINKELSTEIN F O. Compliance with the dialysis regimen in chronic peritoneal dialysis patients:utility of the pro card and impact of patient education [J]. Advances in peritoneal dialysis. Conference on Peritoneal Dialysis, 2004, 20: 90-92.

[33] WOOLF S H. The spirit level: why greater equality makes societies stronger [J]. American Journal of Preventive Medicine, 2010, 39 (4): 392-393.

[34] ASPLUND R, BARTH E. Education and wage inequality in Europe. A literature review [M]. Helsinki: Taloustieto Oy, 2005.

[35] NORDIN M, DACKEHAG M, GERDTHAM U G. Socioeconomic in-

equalities in drug utilization for Sweden: evidence from linked survey and register data [J]. Social Science & Medicine, 2013, 77 (Complete): 106-117.

[36] KIM H K, MCKENRY P C. The relationship between marriage and psychological well-being: a longitudinal analysis [J]. Journal of Family Issues, 2002, 23 (8): 885-911.

[37] DUNCAN G J, WILKERSON B, ENGLAND P. Cleaning up their act: the effects of marriage and cohabitation on licit and illicit drug use [J]. Demography, 2006, 43 (4): 691-710.

[38] CURRAN P J, MUTHEN B O, HARFORD T C. The influence of changes in marital status on developmental trajectories of alcohol use in young adults [J]. Journal of Studies on Alcohol, 1998, 59 (6): 647-658.

[39] SEQUIST T D, NARVA A S, STILES S K, et al. Access to renal transplantation among American Indians and Hispanics [J]. American Journal of Kidney Diseases, 2004, 44 (2): 344-352.

[40] SUADICANI P, HEIN H O, GYNTELBERG F. Socioeconomic status, ABO phenotypes and risk of ischaemic heart disease: an 8-year follow-up in the Copenhagen Male Study [J]. Journal of Cardiovascular Risk, 2000, 7 (4): 277-283.

# 第七章 肾移植过程中的
# 社会经济不平等

　　很少有研究调查个体层面的社会经济地位和获得肾移植机会之间的关系。我们的这项研究旨在调查患者透析前的收入状况和受教育程度与（1）列入肾移植候补名单（第一次列入）；（2）在列入肾移植候补名单后获得肾移植机会之间的关系。我们对相当数量的医疗和非医疗因素进行了调整。我们将瑞典肾病注册数据库与其他几个国家级注册数据库链接起来，获得了瑞典1995~2013年开始透析治疗的成年终末期肾病患者的数据。我们采用Cox比例风险模型进行分析。19%的患者被列入肾移植候补名单，一旦进入肾移植候补名单，80%的患者接受了肾移植。调整协变量后，处于收入最高组的患者进入肾移植候补名单的机会［风险比(hazard ratio，HR)，1.73；95% CI，1.53~1.96］和获得肾移植的机会（HR，1.33；95% CI，1.16~1.53）与处于收入最低组的患者相比更高。与仅接受过义务教育的患者相比，接受过高等教育的患者有更好的机会进入肾移植候补名单和获得肾移植治疗（HR 分别为：HR，2.16；95% CI，1.94~2.40；HR，1.16；95% CI，1.03~1.30）。与社会经济地位相关的不平等既存在于列入肾移植候补名单，也存在于列入肾移植候补名单后，获得肾移植的机会。然而，列入肾移植候补名单的不平等要大得多，因此，预期其对社会不平等的"贡献"更大。需要进行进一步的研究来探讨这些不平等现象背后的潜在机制以及减少这些不平等现象的策略。

# 第一节　概　　述

## 一、研究背景及意义

肾脏替代治疗（RRT）包括肾移植（KTx）和透析。与透析相比，肾移植通常可以降低患者发病率和死亡率、提高患者生活质量并降低家庭和社会经济负担[1-4]。

确保患者进入肾移植候补名单的公平性是确保最终获得肾移植公平性的重要组成部分，也是关键的中间步骤。有同样肾移植需求的患者应该有平等获得肾移植的机会，这被认为是很重要的。之前的国际研究发现：年龄、性别、种族[5-6]、受教育程度[5,7]和婚姻状况[7]与患者进入肾移植候补名单有关。通常通过收入、受教育程度和职业来衡量的社会经济地位（SES）状况[5-6,8]，似乎在患者进入肾移植候补名单中起着复杂的作用[5]。

使用居住区的邮政编码作为 SES 代理指标研究 SES 和患者进入肾移植候补名单之间关系的研究结果是矛盾的。基阿尔－塔兰蒂基特（Kihal-Talantikite）等[9]完成的报告表明，在法国，与居住在具有较高 SES 社区的患者相比，生活在具有较低 SES 的社区并没有影响到患者进入肾移植候补名单的机会。然而，来自美国和英国的研究表明，居住在具有较低 SES 社区对患者进入肾移植候补名单具有负面影响[6,8,10]。来自美国的两项研究调查了个体水平的受教育程度的影响，研究发现，与低学历患者相比，具有高学历的患者更有机会被列入肾移植候补名单[5,7]。

先前的研究还显示，进入肾移植候补名单之后，SES 与获得肾移植之间的关系存在不一致。来自英国[8]和法国[9]的研究发现，生活在具有较低 SES 社区的患者与生活在具有较高 SES 社区的患者相比，获得肾移植的机会相同。然而，朔尔德（Schold）等[6]在美国的研究发现，居住在具有较低 SES 的社区会对获得肾移植产生负面影响。关于受教育程度的影响，美国的研究表明，具有较高受教育程度的个体有较高的获得肾移植的机会[5,7]。

尽管越来越多的证据表明，与 SES 相关的不平等存在于患者进入肾移植候补名单和最终获得肾移植，但对于个人层面的 SES 的相对影响仍然知之甚少。以前的研究最重要的局限性在于：（1）收入的测量是在地区级别（用邮政编码或是否居住在贫困社区来测量）[6, 10]，而不是个人层面的收入测量，由此引入的测量误差可能导致对收入的影响的有偏估计；（2）之前的研究仅包括一种 SES 测量指标；（3）之前的研究仅包括相关人群的一个子样本[9]或者缺乏潜在的重要的混杂因素，例如血型[6]和合并症[5-6]，这可能导致对 SES 效应的高估。

瑞典拥有公共资助的医疗保健系统，患者进入肾移植候补名单和最终获得肾移植不应依赖于 SES[11]。然而，事实证明，在瑞典，个体层面的与 SES 相关的不平等现象在患者获得肾移植机会时是存在的[12]。在全球范围内，针对个体层面的 SES 与患者进入肾移植候补名单和获得肾移植之间的关系这一主题的研究很少，更不用说在北欧医疗保健系统的背景下进行的研究了。因此，本研究将使用瑞典的人口样本和注册数据，通过研究以下两个具体问题来探索获得肾移植的过程中是否存在与 SES 相关的不平等现象：（1）透析前的收入和受教育程度是否与患者进入肾移植候补名单相关？（2）在患者进入肾移植候补名单之后，透析前的收入和受教育程度是否与获得肾移植相关？

本项基于注册数据的研究的主要贡献是：对透析前的医学、非医学因素和个体水平的 SES 测量进行了广泛的调整，还将 SES 相关的不平等分为患者进入肾移植候补名单的不平等和之后的肾脏分配的不平等。此外，本研究将考虑 RRT 中个体层面 SES 不平等的研究空白。

## 二、资料和方法

### （一）数据源

本研究所有数据来自 4 个数据库：瑞典肾病注册数据库（SRR）[13]，总人口注册数据库[14]，用于医疗保险和劳动力市场研究的纵向整合数据库（LISA）[15]和斯堪地亚（Scandia）移植数据库[16]。各个数据库的详细信息已在作者先前的研究中进行了描述[12]。

瑞典肾病注册数据库涵盖了瑞典几乎所有接受肾替代疗法的患者的数据，覆盖率几乎 100%，数据报告率达到 95%[17]。总人口登记数据库包括患者的婚姻状况和公民身份信息。LISA 数据库包括患者在透析开始前后 10 年内与 SES 有关的数据（例如，收入和受教育程度）。有关患者是否进入候补名单的信息来自斯堪地亚移植数据库。

在瑞典，有四个独立的器官移植中心，这四个移植中心对移植器官的分配政策略有不同。但是，所有四个中心都主要考虑血型的相容性和候补时间，而不应考虑 SES。由于某些患者多次进入移植候补名单或进行二次移植，因此在当前分析中仅考虑第一次进入候补名单或第一次接受肾移植。

（二）研究人群

该研究纳入了瑞典肾病注册数据库中于 1995 年 1 月 1 日至 2013 年 12 月 31 日开始透析的所有成年终末期肾病（ESRD）患者，共 16 943 名，不包括那些进行多器官移植的患者。每位患者均被随访到接受死体供者肾移植、死亡或研究结束（2015 年 6 月 1 日）。该研究排除了符合以下标准的患者：（1）目前的治疗方式未知（6 例患者，占 0.04%）；（2）在透析开始后的 91 天内康复或死亡（1 819 例患者，占 10.74%）；（3）在被列入候补名单后即接受肾移植或接受活体供体移植（173 例患者，占 1.02%）；（4）开始透析前就已经被列入候补名单（261 例患者，占 1.54%）。此外，由于缺少其他重要因素的信息［例如，收入（259 例患者，占 1.53%），受教育程度（357 例患者，占 2.11%），婚姻状况（86 例患者，占 0.51%）］，排除了 1 019 例患者。因此，最终的样本包括 13 982名接受透析的成年患者。

1. 社会经济状况指标

本研究中反映患者社会经济状况的指标包括：透析开始前 1 年（或敏感性分析为 5 年）的收入和受教育程度。收入被定义为根据消费权重调整后的家庭可支配收入中的个人（税后）可支配收入（包括工作和福利收入）[18]。使用来自瑞典统计局的消费价格指数将收入数据调整为 2012 年的价格水平[19]，并使用 2012 年的平均汇率（1 欧元 = 8.705 3

瑞典克朗）将瑞典克朗（SEK）换算为欧元（€）[20]。收入被分为五分位数，从最低的收入组——五分位数 1（收入范围为：-39 494 ~ 11 377 欧元），至最高的收入组——五分位数 5（收入范围为：20 992 ~ 1.24 × $10^6$欧元）。例如，如果某人在特定年份亏损经营（16 名患者；占样本的 0.1%），则可能产生负收入。根据瑞典的教育体系，受教育程度分为义务教育（≤9 年），高中教育（>9 ~ 12 年）和高等教育（>12 年）。

2. 混杂因素

本研究中的混杂因素包括：人口统计学变量和透析开始时患者的临床特征。人口统计学变量包括年龄、性别、首次透析年份、婚姻状况、公民身份以及家乡是否设有肾移植中心。瑞典有四个肾移植中心，分别位于瑞典四座最大的城市（斯德哥尔摩、哥德堡、马尔默和乌普萨拉）。因此，我们创建了患者家乡是否有肾移植中心这一二元变量，以捕获生活在具有肾移植中心的行政区域和/或居住在具有肾移植中心的城市附近的任何潜在优势。临床特征包括原发性肾脏疾病和合并症。合并症包括血液恶性肿瘤、皮肤恶性肿瘤、其他恶性肿瘤、高血压、糖尿病、缺血性心脏病、脑血管疾病和周围血管疾病。对于列入肾移植候补名单的患者，数据还包括 ABO 血型信息。

（三）统计分析

根据进入肾移植候补名单/获得肾移植的状态，表 7-1 列出了患者按不同状态分开的特征。应注意的是，接受肾移植的患者是所有位于肾移植候补名单的患者的一个子集。连续变量被表示为均值和标准差，分类变量被表示为百分比。连续变量和分类变量的组间比较分别使用 $t$ 检验和卡方检验进行。

等候进入肾移植候补名单的时间是指从开始透析到被列入候补名单之间的时间。未被列入肾移植候补名单的患者在死亡时或研究结束时进行删失处理。等候进行肾移植的时间是指从患者被列入候补名单到接受肾移植之间的时间。被从候补名单中去掉（临时或者永久），或虽保留在候补名单上但未进行肾移植的患者在死亡时或研究结束时进行删失处理。

　　首先，使用单变量 Cox 回归模型分别研究收入/受教育程度与患者进入肾移植候补名单和接受肾移植之间的关系；其次，针对收入，采用三步多元 Cox 回归模型逐步调整受教育程度、人口统计学变量和临床变量。收入和受教育程度被同时包括在内，因为教育可以看作收入与获得肾移植之间联系的潜在因素。此外，我们还可以探索收入和受教育程度哪个是更强的独立因素，可以为有关影响机制的推断提供依据。针对受教育程度，我们进行了与收入类似的分析，但在采用的两步多变量 Cox 回归模型中没有对收入进行调整。

　　我们还进行了几项敏感性分析，以比较采用透析前倒数第五年的收入和透析前 5 年的平均收入与基线估计中采用的透析前 1 年的收入相比，结果的差异。我们还分别对男性和女性进行了完整的模型模拟，以便了解收入和受教育程度对患者进入肾移植候补名单和获得肾移植的影响是否因性别而异。此外，我们排除了可支配收入为负数和极低（临界值，<7 万瑞典克朗）的患者，重新进行了分析，以研究收入的潜在错误分类是否会威胁到我们的研究结果的稳定性。

　　假设 $p < 0.05$ 时，具有统计学的显著性。所有统计分析均使用 STATA 软件包（Stata Corporation, College Station, Texas, USA）的 14.0 版进行。该研究已获得隆德地区伦理审查委员会的批准（Dnr：2014/144）。

表 7-1　处于不同治疗状态的终末期肾病患者的基线特征

| 特征 | 不在候补名单上的患者（$n = 11\ 288$） | 在候补名单上的患者（$n = 2\ 694$） | $p$[1]（不在候补名单上 vs 在候补名单上） | KTx（$n = 2\ 164$）[2] | $p$[3]（在候补名单上 vs KTx） |
|---|---|---|---|---|---|
| 初次透析年龄（岁） | | | <0.001 | | <0.001 |
| 18~39 | 1.8 | 15.3 | | 16.7 | |
| 40~49 | 3.8 | 22.7 | | 22.7 | |
| 50~59 | 10.4 | 34.7 | | 35.4 | |
| 60+ | 84.0 | 27.3 | | 25.2 | |
| 男性 | 65.5 | 66.1 | 0.48 | 65.8 | 0.50 |
| 首次透析年份[4] | 2004 (5.1) | 2003 (4.9) | <0.001 | 2003 (4.7) | 0.01 |

续表

| 特征 | 不在候补名单上的患者（$n=11\,288$） | 在候补名单上的患者（$n=2\,694$） | $p$[①]（不在候补名单上 vs 在候补名单上） | KTx（$n=2\,164$）[②] | $p$[③]（在候补名单上 vs KTx） |
|---|---|---|---|---|---|
| **受教育程度** | | | <0.001 | | 0.02 |
| 义务教育 | 55.1 | 31.0 | | 30.1 | |
| 高中教育 | 34.4 | 45.6 | | 45.4 | |
| 高等教育 | 10.5 | 23.4 | | 24.5 | |
| **婚姻状况** | | | <0.001 | | 0.04 |
| 已婚 | 53.0 | 50.3 | | 50.9 | |
| 单身 | 15.0 | 29.3 | | 29.8 | |
| 离异 | 15.4 | 17.3 | | 16.5 | |
| 丧偶 | 16.6 | 3.1 | | 2.9 | |
| **可支配收入**[⑤] | | | <0.001 | | 0.16 |
| 五分位数 1 | 20.3 | 18.5 | | 18.6 | |
| 五分位数 2 | 21.0 | 15.8 | | 15.9 | |
| 五分位数 3 | 21.2 | 15.1 | | 14.6 | |
| 五分位数 4 | 19.7 | 21.2 | | 20.6 | |
| 五分位数 5 | 17.8 | 29.4 | | 30.3 | |
| **瑞典国籍** | 85.7 | 85.4 | <0.001 | 85.7 | 0.04 |
| 缺失 | 11.2 | 9.4 | | 8.8 | |
| KTx 中心[⑥] | 47.6 | 51.6 | <0.001 | 50.7 | 0.04 |
| **去世** | | | | | <0.001 |
| **血型**[⑦] | 84.5 | 33.4 | <0.001 | 25.6 | <0.001 |
| O 型 | | 39.1 | | 36.1 | |
| A 型 | | 43.2 | | 45.8 | |
| B 型 | | 12.4 | | 12.3 | |
| AB 型 | | 5.3 | | 5.8 | |

注：1. $n$—样本量；KTx—肾移植。

2. 表中的连续变量表示为"平均值（标准差）"，分类变量表示为占总数的百分比。通过 $t$ 检验比较各组的连续变量，使用卡方检验比较分类变量。

①$p$ 值显示未列入候补名单的患者与列入候补名单的患者之间的差异；②请注意，接受肾移植的患者是等待肾移植患者的一部分；③$p$ 值显示了列入候补名单的患者与接受肾移植的患者之间的差异；④首次透析的年份被视为连续变量；⑤可支配收入分为五分位数，其中五分位数 1 代表最弱势群体，五分位数 5 代表最优势群体；⑥患者是否住在具有肾移植中心的城市；⑦仅限于列入等待名单的患者。

## 第二节　终末期肾病患者的基线特征

我们的研究最终样本包括 13 982 名接受透析的成年患者，其中
2 694 名（19.3%）患者被列入肾移植候补名单。在等待肾移植名单上
的患者中，有 2 164 名（80.3%）患者在我们的研究期间接受了肾移植
治疗。开始透析的平均年龄为 63.7 岁（标准差为 15.1 岁），其中男性
占 65.6%。根据单因素分析结果，与不在肾移植候补名单上的患者
（即透析患者）相比，被列入肾移植候补名单的患者更年轻、受教育程
度更高、收入更高、合并症更少、更有可能住在更靠近具有肾移植中
心的地方（$p < 0.001$）。然而，进入肾移植候补名单的患者与未进入肾移
植候补名单的患者之间没有性别差异（$p = 0.48$）。

## 第三节　患者的社会经济地位对其<br>进入肾移植候补名单的影响

表 7-2 中的 4 个 Cox 回归模型显示了收入与患者被列入肾移植候
补名单之间的关系。模型 1 的结果发现，收入与进入肾移植候补名单之
间呈 U 型关系，同时还表明，收入处于五分位数 5 的患者进入候补名单
的可能性是收入处于五分位数 1 的患者（参照组）的 1.66 倍。在同时
调整患者的受教育程度后，高收入的影响效果显著下降（模型 2），尽
管高收入的影响仍然保持正向和显著的态势。调整人口统计学变量后
（模型 3）可显著提高收入的影响效果，而进一步调整临床因素（模型
4）则不会影响收入的影响效果。完整模型（模型 4）显示出收入与患
者进入肾移植候补名单之间存在明显的正相关关系，并且消除了 U 型
关系。

表 7-3 中的 3 个 Cox 回归模型显示了受教育程度与患者进入肾移
植候补名单之间的关联。模型 1 的结果发现，与只接受过义务教育的患
者相比，受过高等教育的患者被列入肾移植候补名单的可能性是其 3 倍
以上。尽管针对其他协变量进行调整会降低受教育程度的影响，但在完

全调整后的模型（模型3）中，受教育程度与患者被列入候补名单的可能性之间仍存在显著的正相关关系。

我们的研究还发现，年龄较小、已婚、拥有瑞典公民身份会增加患者被列入肾移植候补名单的可能性。尽管在受教育程度模型中注意到男性对患者被列入肾移植候补名单的可能性的积极作用很小，但在收入模型中，无论是性别还是在具有移植中心的城市居住都对患者被列入肾移植候补名单的可能性没有影响。

表 7－2　收入与进入肾移植候补名单之间的关系
——Cox 比例风险回归分析（n = 13 982）

| 模型中包含的变量 | 模型 1[①]<br>收入的 HR<br>（95% CI） | 模型 2[②]<br>调整受教育程度后的 HR<br>（95% CI） | 模型 3[③]<br>调整模型 2 +<br>人口统计学变量后的 HR<br>（95% CI） | 模型 4[④]<br>调整模型 3 +<br>临床变量后的 HR<br>（95% CI） |
|---|---|---|---|---|
| **可支配收入[⑤]（参照组 = 五分位数 1）** | | | | |
| 五分位数 2 | 0.83[*]<br>（0.73 ~ 0.95） | 0.80[*]<br>（0.70 ~ 0.91） | 0.93<br>（0.82 ~ 1.06） | 0.99<br>（0.87 ~ 1.13） |
| 五分位数 3 | 0.79[*]<br>（0.69 ~ 0.90） | 0.72[***]<br>（0.63 ~ 0.83） | 0.88<br>（0.77 ~ 1.01） | 0.97<br>（0.84 ~ 1.11） |
| 五分位数 4 | 1.14[*]<br>（1.00 ~ 1.28） | 0.93<br>（0.82 ~ 1.05） | 1.21[*]<br>（1.07 ~ 1.37） | 1.29[***]<br>（1.14 ~ 1.46） |
| 五分位数 5 | 1.66[***]<br>（1.48 ~ 1.86） | 1.18[*]<br>（1.05 ~ 1.32） | 1.76[***]<br>（1.56 ~ 1.99） | 1.73[***]<br>（1.53 ~ 1.96） |
| **受教育程度（参照组 = 义务教育）** | | | | |
| 高中教育 | | 2.03[***]<br>（1.86 ~ 2.22） | 1.28[***]<br>（1.17 ~ 1.40） | 1.25[***]<br>（1.14 ~ 1.37） |
| 高等教育 | | 2.99[***]<br>（2.68 ~ 3.34） | 1.97[***]<br>（1.76 ~ 2.20） | 1.82[***]<br>（1.63 ~ 2.04） |
| **透析开始的年龄（岁）（参照组 = 18 ~ 39）** | | | | |
| 40 ~ 49 | | | 0.74[***]<br>（0.65 ~ 0.84） | 0.75[***]<br>（0.66 ~ 0.85） |
| 50 ~ 59 | | | 0.45[***]<br>（0.40 ~ 0.51） | 0.52[***]<br>（0.46 ~ 0.60） |
| 60[+] | | | 0.08[***]<br>（0.07 ~ 0.09） | 0.10[***]<br>（0.09 ~ 0.12） |

续表

| 模型中包含的变量 | 模型 1[①]<br>收入的 HR<br>(95% CI) | 模型 2[②]<br>调整受教育程度后的 HR<br>(95% CI) | 模型 3[③]<br>调整模型 2 +<br>人口统计学变量后的 HR<br>(95% CI) | 模型 4[④]<br>调整模型 3 +<br>临床变量后的 HR<br>(95% CI) |
|---|---|---|---|---|
| **性别（参照组 = 女性）** | | | | |
| 男性 | | | 1.01<br>(0.93 ~ 1.10) | 1.03<br>(0.95 ~ 1.12) |
| **首次透析年份[⑥]** | | | 0.96***<br>(0.95 ~ 0.97) | 0.97***<br>(0.96 ~ 0.98) |
| **婚姻状况（参照组 = 已婚）** | | | | |
| 单身 | | | 0.78***<br>(0.71 ~ 0.86) | 0.76***<br>(0.69 ~ 0.84) |
| 离异 | | | 0.86*<br>(0.77 ~ 0.96) | 0.87**<br>(0.78 ~ 0.97) |
| 丧偶 | | | 0.43***<br>(0.34 ~ 0.53) | 0.41***<br>(0.33 ~ 0.51) |
| **公民身份（参照组 = 非瑞典人）** | | | | |
| 瑞典人 | | | 1.15<br>(0.97 ~ 1.37) | 1.22**<br>(1.02 ~ 1.45) |
| 缺失组 | | | 1.07<br>(0.85 ~ 1.33) | 1.15<br>(0.91 ~ 1.44) |
| **家乡[⑦]（参照组 = 无 KTx 中心）** | | | | |
| 有 KTx 中心 | | | 1.02<br>(0.95 ~ 1.10) | 0.99<br>(0.92 ~ 1.07) |

注：$n$—样本量；HR—风险比；CI—置信区间；KTx—肾移植。

$*p < 0.05$；$**p < 0.01$；$***p < 0.001$。

①模型 1：可支配收入的原始 HR；②模型 2：调整受教育程度之后的 HR；③模型 3：调整模型 2 + 人口统计学变量（首次透析的年龄、性别、首次透析的年份、婚姻状况、公民身份和家乡是否有肾移植中心）后的 HR；④模型 4：调整模型 3 + 临床变量（包括原发性肾脏疾病和合并症）后的 HR；⑤可支配收入分为五分位数，其中五分位数 1 代表最弱势群体，五分位数 5 代表最优势群体；⑥首次透析的年份被视为连续变量；⑦患者是否居住在具有肾移植中心的城市。

表 7 – 3　受教育程度与进入肾移植候补名单之间的关系
——Cox 比例风险回归分析（$n = 13\,982$）

| 模型中包含的变量 | 模型 1[①]<br>教育的 HR<br>（95% CI） | 模型 2[②]<br>调整人口统计学<br>变量后的 HR<br>（95% CI） | 模型 3[③]<br>调整模型 2 +<br>临床变量后的 HR<br>（95% CI） |
|---|---|---|---|
| **受教育程度（参照组 = 义务教育）** | | | |
| 高中教育 | 2.11***<br>（1.93 ~ 2.31） | 1.38***<br>（1.26 ~ 1.51） | 1.35***<br>（1.23 ~ 1.48） |
| 高等教育 | 3.32***<br>（2.99 ~ 3.68） | 2.37***<br>（2.13 ~ 2.63） | 2.16***<br>（1.94 ~ 2.40） |
| **年龄（岁）（参照组 = 18 ~ 39）** | | | |
| 40 ~ 49 | | 0.77***<br>（0.68 ~ 0.88） | 0.78***<br>（0.69 ~ 0.89） |
| 50 ~ 59 | | 0.51***<br>（0.45 ~ 0.58） | 0.59***<br>（0.52 ~ 0.66） |
| 60⁺ | | 0.08***<br>（0.07 ~ 0.09） | 0.11***<br>（0.09 ~ 0.13） |
| **性别（参照组 = 女性）** | | | |
| 男性 | | 1.08<br>（1.00 ~ 1.18） | 1.10*<br>（1.01 ~ 1.19） |
| **首次 RRT 的年份[④]** | | 0.97***<br>（0.96 ~ 0.98） | 0.98***<br>（0.97 ~ 0.99） |
| **婚姻状况（参照组 = 已婚）** | | | |
| 单身 | | 0.76***<br>（0.69 ~ 0.84） | 0.75***<br>（0.68 ~ 0.82） |
| 离异 | | 0.85**<br>（0.77 ~ 0.95） | 0.87*<br>（0.78 ~ 0.97） |
| 丧偶 | | 0.44***<br>（0.35 ~ 0.55） | 0.42***<br>（0.34 ~ 0.53） |
| **公民身份（参照组 = 非瑞典人）** | | | |
| 瑞典人 | | 1.28**<br>（1.07 ~ 1.52） | 1.35***<br>（1.13 ~ 1.61） |
| 缺失组 | | 1.20<br>（0.96 ~ 1.50） | 1.28*<br>（1.02 ~ 1.60） |
| **家乡[⑤]（参照组 = 无 KTx 中心）** | | | |
| 有 KTx 中心 | | 1.06<br>（0.98 ~ 1.14） | 1.02<br>（0.94 ~ 1.10） |

注：$n$—样本量；HR—风险比；CI—置信区间；RRT—肾脏替代治疗；KTx—肾移植。
$*p < 0.05$；$**p < 0.01$；$***p < 0.001$。
①模型 1：教育的原始 HR；②模型 2：调整人口统计学变量（首次 RRT 的年龄、性别、首次 RRT 的年份、婚姻状况、公民身份和家乡）后的 HR；③模型 3：调整模型 2 + 临床变量（包括原发性肾脏疾病和合并症）后的 HR；④首次 RRT 的年份被视为连续变量；⑤患者居住的城市是否有肾移植中心。

## 第四节　患者的社会经济地位对其获得肾移植的影响

表 7 - 4 中的 4 个 Cox 模型显示了，对于列入肾移植候补名单的患者，其收入与获得肾移植之间的关系。模型 1 的结果发现，收入处于五分位数 5 的患者接受肾移植的可能性是收入处于五分位数 1 的患者（参考组）的 1.27 倍。在同时调整受教育程度后，高收入的影响略有下降（模型 2）。在进一步调整了人口统计学变量（模型 3）和临床变量（模型 4）后，收入的效应大小稍有增加。研究结果显示出收入与获得肾移植之间存在明显的显著正相关关系。然而，这种影响似乎主要局限于收入处于最低五分位数的患者。

表 7 -4　收入与获得肾移植之间的关系——Cox 比例风险回归分析（n = 2 694）

| 模型中包含的变量 | 模型 1[①]<br>收入的 HR<br>(95% CI) | 模型 2[②]<br>调整受教育程度后的 HR<br>(95% CI) | 模型 3[③]<br>调整模型 2 +<br>人口统计学变量<br>后的 HR<br>(95% CI) | 模型 4[④]<br>调整模型 3 +<br>临床变量<br>后的 HR<br>(95% CI) |
|---|---|---|---|---|
| **可支配收入[⑤]（参照组 = 五分位数 1）** | | | | |
| 五分位数 2 | 1.14<br>(0.99 ~ 1.32) | 1.14<br>(0.99 ~ 1.32) | 1.17*<br>(1.01 ~ 1.35) | 1.22**<br>(1.05 ~ 1.42) |
| 五分位数 3 | 0.98<br>(0.84 ~ 1.13) | 0.98<br>(0.85 ~ 1.14) | 0.98<br>(0.84 ~ 1.14) | 1.03<br>(0.88 ~ 1.20) |
| 五分位数 4 | 1.14<br>(1.00 ~ 1.31) | 1.14<br>(1.00 ~ 1.31) | 1.18*<br>(1.03 ~ 1.36) | 1.25**<br>(1.08 ~ 1.44) |
| 五分位数 5 | 1.27***<br>(1.12 ~ 1.44) | 1.25***<br>(1.10 ~ 1.42) | 1.29***<br>(1.13 ~ 1.48) | 1.33***<br>(1.16 ~ 1.53) |
| **受教育程度（参照组 = 义务教育）** | | | | |
| 高中教育 | | 0.97<br>(0.88 ~ 1.08) | 0.95<br>(0.85 ~ 1.05) | 0.92<br>(0.83 ~ 1.02) |
| 高等教育 | | 1.06<br>(0.94 ~ 1.20) | 1.08<br>(0.95 ~ 1.21) | 1.09<br>(0.96 ~ 1.23) |
| **列入候补名单年龄（岁）（参照组 = 18 ~ 39）** | | | | |
| 40 ~ 49 | | | 0.78***<br>(0.67 ~ 0.90) | 0.77***<br>(0.66 ~ 0.89) |
| 50 ~ 59 | | | 0.79***<br>(0.68 ~ 0.91) | 0.78***<br>(0.68 ~ 0.90) |

续表

| 模型中包含的变量 | 模型 1[①]<br>收入的 HR<br>(95% CI) | 模型 2[②]<br>调整受教育程度后的 HR<br>(95% CI) | 模型 3[③]<br>调整模型 2 +<br>人口统计学变量后的 HR<br>(95% CI) | 模型 4[④]<br>调整模型 3 +<br>临床变量后的 HR<br>(95% CI) |
|---|---|---|---|---|
| 60[+] | | | 0.81**<br>(0.69~0.94) | 0.81**<br>(0.69~0.95) |
| **性别（参照组 = 女性）** | | | | |
| 男性 | | | 0.99<br>(0.90~1.08) | 1.00<br>(0.91~1.09) |
| **被列入候补名单的年份[⑥]** | | | 1.00<br>(0.99~1.01) | 1.01<br>(0.99~1.02) |
| **婚姻状况（参照组 = 已婚）** | | | | |
| 单身 | | | 1.04<br>(0.94~1.16) | 1.06<br>(0.95~1.17) |
| 离异 | | | 0.87*<br>(0.77~0.98) | 0.90<br>(0.80~1.01) |
| 丧偶 | | | 0.80<br>(0.62~1.04) | 0.73*<br>(0.56~0.95) |
| **公民身份（参照组 = 非瑞典人）** | | | | |
| 瑞典人 | | | 1.09<br>(0.90~1.32) | 1.11<br>(0.91~1.35) |
| 缺失组 | | | 1.10<br>(0.86~1.42) | 1.12<br>(0.86~1.45) |
| **家乡[⑦]（参照组 = 没有 KTx 中心）** | | | | |
| 有 KTx 中心 | | | 0.89*<br>(0.82~0.97) | 0.94<br>(0.86~1.03) |
| **血型（参照组 = O 型）** | | | | |
| A 型 | | | | 2.03***<br>(1.85~2.24) |
| B 型 | | | | 1.50***<br>(1.30~1.73) |
| AB 型 | | | | 3.42***<br>(2.81~4.17) |

注：$n$—样本量；HR—风险比；CI—置信区间；KTx—肾移植。

$*p < 0.05$；$**p < 0.01$；$***p < 0.001$。

①模型 1：可支配收入的原始 HR；②模型 2：调整受教育程度后的 HR；③模型 3：调整模型 2 + 人口统计学变量（被列入候补名单时的年龄、性别、被列入候补名单的年份、婚姻状况、公民身份和家乡）后的 HR；④模型 4：调整模型 3 + 临床变量（包括血型、原发性肾脏疾病和合并症）后的 HR；⑤可支配收入分为五分位数，其中五分位数 1 代表最弱势群体，五分位数 5 代表最优势群体；⑥被列入候补名单的年份被视为连续变量；⑦患者居住地是否有肾移植中心。

　　表7-5中的3个Cox模型显示了，患者的受教育程度与获得肾移植之间的关系。模型1的结果发现，与只受过义务教育相比，受过高等教育对患者获得肾移植没有影响。然而，在调整了人口统计学变量（模型2）和临床变量（模型3）之后，可以发现受教育程度与获得肾移植之间存在很小的显著正相关关系。

　　我们的研究还发现，年龄较小、已婚（相对于丧偶）、有A、B或AB血型对患者获得肾移植的可能性具有正向影响。性别、居住在具有肾移植中心的城市以及拥有瑞典国籍对患者获得肾移植没有影响。

表7-5　受教育程度与获得肾移植之间的关系
——Cox比例风险回归分析（$n = 2\,694$）

| 模型中包含的变量 | 模型1[①]<br>教育的原始HR<br>（95% CI） | 模型2[②]<br>调整人口统计学<br>变量后的HR<br>（95% CI） | 模型3[③]<br>调整模型2 +<br>临床变量后的HR<br>（95% CI） |
| --- | --- | --- | --- |
| **受教育程度（参照组 = 义务教育）** | | | |
| 高中教育 | 0.99<br>（0.90 ~ 1.09） | 0.97<br>（0.88 ~ 1.08） | 0.95<br>（0.86 ~ 1.05） |
| 高等教育 | 1.12<br>（1.00 ~ 1.25） | 1.14[*]<br>（1.02 ~ 1.28） | 1.16[*]<br>（1.03 ~ 1.30） |
| **被列入候补名单时的年龄（岁）（参照组 = 18 ~ 39）** | | | |
| 40 ~ 49 | | 0.79[**]<br>（0.68 ~ 0.91） | 0.78[**]<br>（0.67 ~ 0.91） |
| 50 ~ 59 | | 0.82[**]<br>（0.72 ~ 0.94） | 0.82[**]<br>（0.71 ~ 0.95） |
| 60[+] | | 0.87<br>（0.75 ~ 1.00） | 0.88<br>（0.75 ~ 1.02） |
| **性别（参照组 = 女性）** | | | |
| 男性 | | 1.01<br>（0.92 ~ 1.11） | 1.02<br>（0.93 ~ 1.12） |
| **被列入候补名单的年份[④]** | | 1.01<br>（1.00 ~ 1.01） | 1.01<br>（1.00 ~ 1.02） |
| **婚姻状况（参照组 = 已婚）** | | | |
| 单身 | | 1.05<br>（0.95 ~ 1.17） | 1.07<br>（0.96 ~ 1.19） |

续表

| 模型中包含的变量 | 模型 1[①]<br>教育的原始 HR<br>(95% CI) | 模型 2[②]<br>调整人口统计学<br>变量后的 HR<br>(95% CI) | 模型 3[③]<br>调整模型 2 +<br>临床变量后的 HR<br>(95% CI) |
|---|---|---|---|
| 离异 | | 0.88*<br>(0.78 ~ 1.00) | 0.91<br>(0.81 ~ 1.03) |
| 丧偶 | | 0.83<br>(0.64 ~ 1.07) | 0.75*<br>(0.57 ~ 0.97) |
| **公民身份（参照组 = 非瑞典人）** | | | |
| 瑞典人 | | 1.15<br>(0.95 ~ 1.39) | 1.19<br>(0.99 ~ 1.44) |
| 缺失组 | | 1.15<br>(0.90 ~ 1.48) | 1.19<br>(0.92 ~ 1.54) |
| **家乡[⑤]（参照组 = 无 KTx 中心）** | | | |
| 有 KTx 中心 | | 0.90*<br>(0.83 ~ 0.98) | 0.95<br>(0.87 ~ 1.04) |
| **血型（参照组 = O 型）** | | | |
| A 型 | | | 2.02***<br>(1.83 ~ 2.22) |
| B 型 | | | 1.48***<br>(1.29 ~ 1.71) |
| AB 型 | | | 3.42***<br>(2.81 ~ 4.17) |

注：$n$—样本量；HR—风险比；CI—置信区间；KTx—肾移植。
$*p < 0.05$；$**p < 0.01$；$***p < 0.001$。
①模型 1：受教育程度的原始 HR；②模型 2：调整人口统计学变量（被列入候补名单时的年龄、性别、被列入候补名单的年份、婚姻状况、公民身份和家乡）后的 HR；③模型 3：调整模型 2 + 临床变量（包括血型、原发性肾脏疾病和合并症）后的 HR；④被列入候补名单的年份被视为连续变量；⑤患者居住的城市是否有肾移植中心。

# 第五节　敏感性分析

## 一、进入肾移植候补名单

当采用透析前倒数第五年的收入作为收入的测量指标时，与基线估计值相比，收入的影响有所下降。当采用透析前 5 年的平均收入作为收入的测量指标时，高收入的影响会增加。两种测量指标带来的收入影响的变化都相对较小。

## 二、在列入肾移植候补名单后进行肾移植的可能性

当采用透析前倒数第五年的收入作为收入的测量指标时，与基线估计值相比，收入的影响降低了，并且变得不显著。当采用透析前 5 年的平均收入作为收入的测量指标时，高收入的影响与基线估计值相比有所下降，但仍然很显著。

## 三、男女分开的敏感性分析

当分性别进行分析时，对于男性和女性，收入和受教育程度对进入肾移植候补名单/接受肾移植的可能性的影响均与基线估计值相似，其他因素（如公民身份）对进入肾移植候补名单/接受肾移植的可能性的影响也均与基线估计值相似。

## 四、排除负收入和极低可支配收入的患者的敏感性分析

排除可支配收入为负数和极低（<7 万瑞典克朗）的患者后，该敏感性分析与基线分析相比，研究结果没有任何有意义的改变。

# 第六节  讨论与建议

我们的研究表明，在瑞典，与患者的社会经济状况相关的差异存在于患者被列入肾移植候补名单和获得肾移植的可能性这一过程中。经过多变量调整后，与处于收入最低组的患者相比，处于收入最高组的患者进入肾移植候补名单和接受肾移植的机会分别是其 1.73 倍和 1.33 倍。与仅接受过义务教育的患者相比，接受过高等教育的患者在进入肾移植候补名单和接受肾移植方面获得的机会分别是其 2.16 倍和 1.16 倍。

我们的研究构建了不同的 Cox 回归模型，使用不同分组的协变量来评估它们对患者被列入肾移植候补名单/获得肾移植的可能性的相对贡献，尤其研究了当添加更多协变量时收入和受教育程度对结果的影响如何变化。当用收入作为患者社会经济地位的衡量标准时，患者的受教育程度似乎是一种调节剂，尤其是对于患者进入肾移植候补名单时最高收入组和最低收入组之间的差异。特别是，在对受教育程度进行调整后，处于最高收入组的患者被列入肾移植候补名单的可能性有所降低，但在统计上仍然具有显著性。然而，受教育程度对收入最高组和最低组的患者在获得肾移植方面的差异的影响不大。当使用患者的受教育程度作为其社会经济地位的量度时，受过高等教育的患者进入肾移植候补名单的可能性降低了，而当逐渐增加协变量时，受过高等教育的患者接受肾移植的可能性略有增加。

我们的研究发现，与接受肾移植相比，患者被列入肾移植候补名单这一过程中存在的社会经济地位梯度更强。将患者列入肾移植候补名单的决定可能更主观，而且更容易受到不平等的影响，因为这需要在治疗医生和患者之间建立更紧密的关系。一旦患者进入肾移植候补名单，是否可以接受肾移植这一决定更加客观地基于医疗因素，在这一过程中，患者不必见肾移植医生。

此外，在患者是否被列入肾移植候补名单这一过程中，受教育程度与被列入肾移植候补名单之间的关联要强于收入与被列入肾移植候补名单之间的关联。与患者是否可以接受肾移植这一决定相比，患者是否可以被列入肾移植候补名单这一决定比较主观，这可能是因为受教育程度可能涵盖其他方面，例如，对疾病和治疗所掌握的知识和所持的态度，依从性和/或沟通技巧。因此，即使收入有可能捕捉到患者整体健康水平方面的信息，但与收入相比，受教育程度被预期可能与患者是否可以被列入肾移植候补名单更加相关。

采用患者开始透析前1年的收入作为患者社会经济地位指标时，可能会有同时捕捉到患者由于肾脏疾病导致的整体健康状况和社会经济地位下降的风险。因此，我们使用了患者开始透析前倒数第五年的收入和透析前5年的平均收入进行了敏感性分析。这些测量指标应该可以减少患者肾脏相关的健康状况的影响，因此应该是较纯净的患者社会经济地位指标。使用这些测量指标的不利之处在于，收入水平在此期间可能已经改变，并且透析前倒数第五年的收入可能不是反映患者当前社会经济地位的良好指标。在分析患者获得肾移植的可能性时，使用患者透析前5年的平均收入进行敏感性分析的结果与基线分析结果相似，但比基线分析结果略低。当将透析前倒数第五年的收入用作收入的测量指标时，收入的影响会进一步降低（风险比，1.15），而且仅在5%的统计学显著水平上有意义。这表明，采用透析前1年的收入作为社会经济地位的测量指标可以捕捉到患者整体健康水平的状况，并且鉴于健康水平对获得肾移植的可能性具有积极影响，因此社会经济状况与获得肾移植可能性之间的关系可能被高估了。这也可以解释为什么收入和接受肾移植之间的联系比受教育程度和接受肾移植之间的联系更强，因为受教育程度不受当前健康状况的影响。然而，为了厘清健康状况和收入的影响，我们需要对患者的整体健康状况进行进一步调整，遗憾的是，目前我们的数据集没有这方面的数据。

我们的数据中包括可支配收入为负数或可支配收入非常低的患者，将其收入分类为五分位数1。瑞典的社会保险体系应保证每个人都具有一定的"宜居性"收入水平，具有如此低的收入水平可能的原因有几个。主要考虑是：这些人可能属于非常富有的家庭，例如，在特定年份内逃税或以积蓄为生。这种潜在的错误分类可能会低估收入的影响。然而，将可支配收入低于7万瑞典克朗的患者排除在外后，与基线结果相比，敏感性分析的结果显示，这仅导致收入和获得肾移植可能性之间的联系非常小地减小。这表明，我们的研究结果对富人由于特定年份的可支配收入为负数或可支配收入非常低而可能会被误认为是穷人这一潜在分类错误不敏感。

我们的研究还可以证明，与 O 血型相比，患者具有 A、B 和 AB 血型与接受肾移植的可能性更高有关，然而之前的一项研究发现仅与 A 和 AB 血型呈正相关[9]。这一差异可能可以用不同国家不同血型的相对比例来解释[21]。此外，在估计患者的受教育程度对其进入肾移植候补名单的影响时，研究结果显示男性有很小的积极作用。造成这种情况的可能原因是女性的可支配收入低于男性，在没有调整收入的情况下，这一差异被性别变量捕捉到了。

我们的研究结果与来自美国的研究结果[5,7]一致，结果都表明受教育程度较高与被列入肾移植候补名单和接受肾移植的可能性更大呈正相关，然而国际透析结果与实践模式研究[22]则发现在调整收入后，受教育程度与获得肾移植之间没有关系。我们当前有关收入的研究结果也与美国的研究结果一致[6,10]，表明居住在具有较低社会经济状况的社区与降低了的完成肾移植步骤的可能性之间的关联。与此相反，来自法国[9]和英国[8]的其他研究发现，居住在不同社会经济地位的社区对患者进入肾移植候补名单或接受肾移植的可能性没有影响。在我们当前的研究中，尽管与对患者是否被列入肾移植候补名单的影响相比，社会经济地位对患者是否接受肾移植的影响较小，但其影响仍然具有统计学显著性。当前研究与先前研究之间的矛盾的结果可能是由于不同研究使用了不同的社会经济地位的度量指标：个人层面与社区层面的社会经济地位指标（例如，居住的社区，城市化程度[9]和 Carstairs 评分指标[8]）。此外，国家之间医疗体系的差异可能是导致这些不一致结果的另一个可能原因。

不同社会经济地位的患者接受肾移植具有差异性的潜在原因在于患者和医疗保健提供者两方面。从医疗保健提供者的角度来看，先前的研究已经发现在选择潜在的肾移植候选者方面存在偏见[23]。从患者的角度来看，与具有社会经济地位优势的患者相比，社会经济地位处于劣势的患者可能有更严重的合并症和较差的依从性[5,24]。较低的受教育水平与诸如吸烟、较少运动和超重等因素相关，它们本身就是患者接受肾移植的相对禁忌证，或者是对合并症有影响，而这些合并症是肾移植的禁忌证[25]。知识水平的差异、对疾病和治疗的态度以及对肾移植的偏好可能会导致社会经济地位处于弱势的患者与社会经济地位处于优势的患者相比有不同的治疗选择[8]。因此，社会经济地位可能对患者接受肾移植过程有直接影响（例如，通过差异）和间接影响（通过患者的偏好进行选择）[26]。因此，上面的研究结果显示出的社会经济地位不平等所带来的不平等不一定是由于歧视。然而，它们仍然会加剧健康和财富方面的社会不平等，因此，减轻这些不平等是令人感兴趣的研究问题。

我们的这项研究的一个局限性是，虽然我们控制了许多重要的干扰因素，但我们缺乏对其他不可观测的因素（如，对患者整体健康水平的更多测量、依从性、种族/族裔、患者的偏好以及医生的偏见等）和其他生化数据（例如，血清白蛋白水平和其他炎症指标，甲状旁腺激素水平）的控制，这些因素也与获得肾移植有关[9]。此外，我们掌握了合并症的信息，但没有关于它们的严重程度的信息，也没有其在随访期间的变化信息。

我们的研究还具有其他重要的优势。我们的研究没有采用地理上定义的社会经济地位水平，而是使用了两个经典的个人层面的社会经济地位指标（患者的受教育程度和收入），它们有望更好地捕获患者的社会经济地位情况，从而给出更准确的社会经济地位的影响估计。此外，我们的研究是基于拥有几乎100%覆盖率和95%[17]报告率的国家层面的患者的注册数据库，这一数据库为这项研究提供了强大的信度，对瑞典的终末期肾病患者具有出色的外推性。

对于瑞典的终末期肾病患者来说，个人层面的低收入和低受教育程度都会减少其进入肾移植候补名单和接受肾移植的机会。然而，在瑞典医疗保健系统中观察到的社会经济地位不平等的影响背后的因素是未知的，该系统旨在为所有瑞典公民提供良好和平等的医疗保健服务。为此，需要进一步研究以查明这些不平等背后的机制，以构建减少社会经济地位障碍的干预措施，并评估这些不平等是否是不公平的不平等。

## 参考文献

[1] WOLFE R A, ASHBY V B, MILFORD E L, et al. Comparison of mortality in all patients on dialysis, patients on dialysis awaiting trans-plantation, and recipients of a first cadaveric transplant [J]. New England Journal of Medicine, 1999, 341 (23): 1725-1730.

[2] NEIPP M, KARAVUL B, JACKOBS S, et al. Quality of life in adult transplant recipients more than 15 years after kidney transplantation [J]. Transplantation, 2006, 81 (12): 1640-1644.

[3] Eggers P W. Comparison of treatment costs between dialysis and trans-plantation [J]. Seminars in Nephrology, 1992, 12 (3): 284-289.

[4] JARL J, DESATNIK P, HANSSON U P, et al. Do kidney transplanta-tions save money? A study using a before-after design and multiple regis-ter-based data from Sweden [J]. Clinical Kidney Journal, 2017, 11 (2): 283-288.

[5] SCHAEFFNER E S, MEHTA J, WINKELMAYER W C. Educational level as a determinant of access to and outcomes after kidney transplanta-tion in the United States [J]. American Journal of Kidney Diseases, 2008, 51 (5): 811-818.

[6] SCHOLD J D, GREGG J A, HARMAN J S, et al. Barriers to evalua-tion and wait listing for kidney transplantation [J]. Clinical Journal of the American Society of Nephrology, 2011, 6 (7): 1760-1767.

[7] KHATTAK M W, SANDHU G S, WOODWARD R, et al. Association of marital status with access to renal transplantation [J]. American Journal of Transplantation, 2010, 10 (12): 2624-2631.

[8] ONISCU G C, SCHALKWIJK A A, JOHNSON R J, et al. Equity of access to renal transplant waiting list and renal transplantation in Scot-land: cohort study [J]. British Medical Journal, 2003, 327 (7426): 1261.

［9］KIHAL-TALANTIKITE W, VIGNEAU C, DEGUEN S, et al. Influ-
ence of socio-economic inequalities on access to renal transplantation and
survival of patients with end-stage renal disease ［J］. PLoS One,
2016, 11 (4): e0153431.

［10］SAUNDERS M R, CAGNEY K A, ROSS L F, et al. Neighborhood poverty,
racial composition and renal transplant waitlist ［J］. American Journal
of Transplantation, 2010, 10 (8): 1912-1917.

［11］QURESHI A R, EVANS M, STENDAHL M, et al. The increase in
renal replacement therapy (RRT) incidence has come to an end in
Sweden—analysis of variations by region over the period 1991-2010
［J］. Clinical Kidney Journal, 2013, 6 (3): 352-357.

［12］ZHANG Y, JOHAN J, ULF-G G. Are there inequities in treatment of
end-stage renal disease in Sweden? A longitudinal register-based study
on socioeconomic status-related access to kidney transplantation ［J］.
International Journal of Environmental Research and Public Health,
2017, 14 (2): 119.

［13］Swedish Renal Registry ［EB/OL］. ［2016-09-15］. http: //www. meds-
cinet. net/snr.

［14］Register of the Total Population (RTB) ［EB/OL］. ［2017-10-19］. ht-
tps: //www. scb. se/sv_ /Vara-tjanster/Bestalla-mikrodata/Vilka-mikrodat-
afinns/Registret-over-totalbefolkningen-RTB/.

［15］Statistics Sweden (SCB). LISA database. Secondary LISA database
［DB/OL］. ［2017-09-15］. http: //www. scb. se/en_ /Services/Guid-
ance-for-researchers-and-universities/SCB-Data/ Longitudinal integra-
tion-database-for-health-insurance-and-labour-market-studies-LISA-by-
Swedish-acronym/. eng; http: //www. scb. se/lisa/swedish.

［16］Scandia transplant database ［DB/OL］. ［2017-10-19］. http: //
www. scandiatransplant. org/.

［17］SCHÖN S, EKBERG H, WIKSTRÖM B, et al. Renal replacement therapy
in Sweden ［J］. Scandinavian Journal of Urology & Nephrology, 2004,

38 (4): 332-339.

[18] Longitudinell integrationsdatabas för Sjukförsäkrings- och Arbetsmarknadss-tudier (LISA) 1990 – 2013 [EB/OL]. [2016-09-15]. http://www. scb. se/Statistik/AM/AM9901/_dokument/AM9901_1990I13_BR_AM76BR1601. pdf.

[19] Statistics Sweden (SCB) [DB/OL]. [2016-09-15]. http://www. scb. se/en_/Finding-statistics/Statistics-by-subject-area/Prices-and-Cons umption/Consumer-Price-Index/Consumer-Price-Index-CPI/Aktuell-Pong/ 33779/Consumer-Price-Index-CPI/272151/.

[20] The Swedish Central Bank annual average exchange rates [EB/OL]. [2016-06-09]. http://www. riksbank. se/sv/Rantor-och-valutakurser/ Sok-rantor-och-valutakurser/? g130-SEKEURPMI = on&from = 2012-01-02 &to = 2012-12-28&f = Year&cAverage = Average&s = Comma#search.

[21] BAUDELOT C, CAILLÉ Y, GODECHOT O, et al. Renal diseases and social inequalities in access to transplantation in France [J]. Popu-lation, 2016, 71 (1): 23-52.

[22] SATAYATHUM S, PISONI R L, MCCULLOUGH K P, et al. Kidney transplantation and wait-listing rates from the international Dialysis Out-comes and Practice Patterns Study (DOPPS) [J]. Kidney Internation-al, 2005, 68 (1): 330-337.

[23] KASISKE B L, LONDON W, ELLISON M D. Race and socioeconom-ic factors influencing early placement on the kidney transplant waiting list [J]. Journal of the American Society of Nephrology Jasn, 1998, 9 (11): 2142.

[24] KASISKE B L, RAMOS E L, GASTON R S, et al. The evaluation of renal transplant candidates: clinical practice guidelines. Patient Care and Education Committee of the American Society of Transplant Physi-cians [J]. Journal of the American Society of Nephrology Jasn, 1995, 6 (1): 1-34.

[25] COWELL A J. The relationship between education and health behavior:

some empirical evidence ［J］. Health Economics, 2006, 15 （2）:
125-146.

［26］MOSCELLI G, SICILIANI L, GUTACKER N, et al. Socioeconomic
inequality of access to healthcare: does choice explain the gradient?
［J］. Journal of Health Economics, 2018, 57: 290-314.

# 第八章 肾移植相对于透析对生存时间的影响

由于非随机治疗选择情况的存在，使用观察性数据评估肾移植和透析对患者生存时间的影响时，由于治疗方法选择存在偏倚，因此会对研究结果产生影响。本章的研究采用倾向性评分加权法，目的是解决在比较接受肾移植的患者与在肾移植候补名单上接受透析治疗的患者的生存时间时可能存在的潜在影响。我们纳入了 1995 年 1 月 1 日至 2012 年 12 月 31 日在瑞典开始进行肾脏替代治疗的 2 676 名被列入肾移植候补名单的成年患者。在进行分析时，Weibull 和 Logistic 回归模型分别用于结果模型和治疗模型。采用反转概率加权回归调整方法来估计潜在的结局均值和平均处理效果。估计的肾移植和透析的生存时间分别为 23.08 年（95% CI：21.16 ~ 25.01）和 9.29 年（95% CI：7.77 ~ 10.81）。与透析相比，肾移植的生存优势为 13.79 年（95% CI：11.37 ~ 16.21）。肾移植的存活优势在男性和女性之间没有显著差异。我们的研究结果表明，在瑞典，与透析治疗相比，接受肾移植治疗可以大幅度延长生存时间，并且这种治疗结果在性别上均等分布。

## 第一节 概 述

### 一、研究的背景和意义

使用来自实际医学实践的观察性数据来评估透析治疗和肾移植治疗的影响是终末期肾脏疾病的肾脏替代疗法领域中最可行的方法，因为对终末期肾病患者进行随机对照试验被认为是不符合伦理要求的[1]。然而，由于是基于预后预期的治疗选择（例如，预后较好的患者可能更倾向于接受肾移植治疗，而不是透析治疗），并且无法针对所有相关的患者特征进行调整，因此观察数据性会受到治疗选择偏倚的影响[1]。针对这一选择偏倚问题的传统处理方法是应用多元回归的方法。近年来，使用倾向性评分方法来调整选择偏倚变得越来越流行[2]。

美国的研究[3-4]和瑞典的研究[5]都采用了 Cox 比例风险回归模型，它们的研究结果表明，与肾移植候补名单上的透析患者相比，接受肾移植的患者的长期生存率更高。澳大利亚[6]和挪威[7]的研究也表明，对60 岁和 70 岁以上的患者而言，相对于透析治疗，肾移植似乎提供了生存优势。巴亚（Bayat）等[8]应用按倾向性评分分层的 Cox 回归分析方法来比较肾移植和透析治疗的死亡率，研究发现，与透析相比，肾移植与患者的存活率提高相关，并且肾移植治疗的益处持续到老年患者（≥60 岁）中。莫尔纳（Molnar）等[9]对倾向性评分匹配的透析和肾移植患者应用 Cox 回归分析方法，研究结果发现，在年龄 ≥65 岁的老年患者中，肾移植与透析相比可提高老年患者的生存率。

先前的观察性研究分别应用了 Cox 回归[3-4,6-7,10]和倾向性评分方法，或者将两种方法结合[8-9]起来比较患者进行肾移植或透析的死亡率。比较肾移植患者和被列入肾移植候补名单的透析患者的通用方法可能会减少选择偏倚问题，但由于获得肾移植的患者通常更年轻、更健康，因此无法完全控制选择偏倚[8]。对在肾移植候补名单上的患者或不限于在肾移植候补名单上的患者，先前的一些研究将 Cox 回归分析与倾向性评分匹配或倾向性评分分层的方法相结合，以减少选择偏倚[8-9]。然而，有研究[11-12]指出，倾向性评分加权方法是最通用和最有效的方法，因为它使用所有可用的数据，并且不需要就倾向性评分分层或倾向性评分匹配进行任何武断的决定。此外，倾向性评分加权方法使用潜在结果框架，这一框架允许同时估计治疗组与未治疗组进行比较的生存时间的相对减少和绝对减少。

因此，本研究对列入肾移植候补名单的终末期肾病患者使用倾向性评分加权法，以评估瑞典医疗系统中，与透析相比，肾移植治疗对生存时间影响的结果旨在确定：（1）肾移植相对于透析是否具有生存优势，并量化该生存优势；（2）生存优势是否因性别而异。

我们当前的研究从三方面为肾替代治疗对生存时间影响的现有文献做出贡献。首先，我们采用双重稳健的反转概率加权回归调整（IPWRA）方法，因为它可以利用所有可用的信息，所以它比常规的倾向性评分方法更具优势。其次，从处理效果的估计中，可以同时获得治疗对生存时间的相对影响和绝对影响。过去的研究集中在不同治疗方式对生存时间影响的相对估计上，这一估计值是有用的，因为它们提供了不同治疗方式的相对风险或优势信息。然而，绝对处理效果的测量可以补充相对测量，因为它们不仅可以为医生和患者在不同肾替代治疗之间做出选择时提供可量化且有意义的信息，而且可以为不同肾替代疗法的经济学评价提供有用的基础信息。最后，我们掌握了 1995～2012 年所有瑞典终末期肾病患者的信息，这些信息可以确保我们研究的统计信度和研究结果的外推性。

## 二、材料和方法

### （一）数据来源

我们的这项研究的数据基于瑞典肾病注册数据库（SRR）[13]，并且使用唯一的患者编号与总人口注册数据库（RTB）[14]、斯堪地亚（Scandia）移植数据库[15]以及用于医疗保险和劳动力市场研究的纵向整合数据库（LISA）[16]相关联。瑞典肾病注册数据库是一个高质量的注册数据库，记录了终末期肾病患者的基线特征、治疗方式以及死亡日期和死亡原因信息。总人口注册数据库（RTB）包括患者的婚姻状况和公民身份信息，而 LISA 数据库包括患者肾替代疗法开始前后 10 年内与社会经济地位相关的数据（例如，收入和受教育程度）。斯堪地亚移植数据库提供有关患者是否被列入肾移植候补名单等信息。对于研究人群的子样本，我们还从斯科纳地区和斯德哥尔摩地区的卫生保健利用数据库中获得了详细的患者利用卫生保健服务的情况，这两个地区是瑞典的两个卫生保健行政区域，覆盖的人口约占瑞典总人口的 1/3。

### （二）患者特征

我们的研究纳入了 1995 年 1 月 1 日至 2012 年 12 月 31 日开始肾替

代疗法的所有 16 943 名成人终末期肾病患者。根据以下排除标准，将有关患者排除在外：（1）目前患者的治疗方式未知（6 例患者，占 0.04%）；（2）在透析开始后的 91 天内康复或死亡（1 819 例患者，占 10.74%）；（3）缺少患者的候补名单信息（434 例患者，占 2.56%）；（4）缺少其他重要变量的信息［例如，收入（259 例患者，占 1.53%），受教育程度（357 例患者，占 2.11%），婚姻状况（86 例患者，占 0.51%）和家乡（105 例患者，占 0.62%）］。因此，我们研究的最终样本包括 13 877 名接受肾替代疗法的成年患者，其中 2 676 名正在肾移植候补名单上等待接受肾移植。每位患者均被随访到死亡或到研究结束时点（2015 年 6 月）。

基线数据包括患者的人口统计学资料［年龄、性别、首次接受肾替代疗法的年份、公民身份（瑞典人与非瑞典人）、家乡和婚姻状况］，社会经济状况（收入和受教育程度），临床特征（血型、原发性肾脏疾病和合并症）。这些信息都是在患者开始肾替代疗法之前收集的。收入被定义为均等化的个人可支配收入，分为五分位数 1～5[17]。根据瑞典的教育体系，将患者的受教育程度分为接受义务教育（≤9 年），接受高中教育（>9～12 年）和接受高等教育（>12 年）[17]。原发性肾脏疾病分为七类：肾小球肾炎、成人多囊肾、糖尿病肾病、高血压肾病、肾盂肾炎、未指明的肾脏疾病和其他（针对所有其他肾脏诊断）。由于某些合并症的患病率很低，因此，我们将瑞典肾病注册数据库中注册的合并症归类为高血压、糖尿病、癌症（血液、皮肤和其他癌症）和心脑血管疾病（脑血管疾病、周围血管疾病、缺血性心脏病和其他心血管疾病）。

（三）结局变量

被列入肾移植候补名单但尚未接受肾移植的患者被分配到透析治疗组，包括血液透析和腹膜透析。如果患者在随访期间接受了肾移植，则将其包括在肾移植组中。我们采用了在先前发表的文章中很常见的意向治疗（intention-to-treat）的方法，以保持所谓的随机治疗分配。在进行意向治疗分析时，肾移植失败的患者没有被删失，因为这与肾移植的治疗效果有关。如果排除肾移植失败的患者，将会高估肾移植的益处[8]。

我们研究的主要结果是开始肾替代疗法后的生存时间。生存时间被定义为：从患者开始肾替代疗法的日期到患者的死亡日期之间的时间。在研究结束时尚未死亡的患者在研究结束时点（2015 年 6 月）进行删失。

（四）统计分析

我们这项研究估计了潜在结果均值（POM）和平均处理效果（ATE）。肾移植的潜在结果均值是指假设所有患者均获得肾移植时的平均生存时间（Y1），而透析的潜在结果均值则是指假设所有患者均获得透析治疗时的平均生存时间（Y0）。平均处理效果是指所有样本在肾移植和透析之间的平均生存时间之差[18]。

估计平均处理效果的困难在于，我们仅在观察数据中观察到每个患者的 Y1 或 Y0（接受肾移植治疗的生存时间或接受透析治疗的生存时间）。当在随机对照试验中随机分配治疗时，随机化可确保潜在结果均值独立于影响治疗分配的因素。而在观察性研究中，治疗不是随机分配的，并且需要条件独立假设才能估算平均处理效果。条件独立假设是说，在以足够数量的协变量为条件后，如果研究结果独立于影响治疗分配的因素，则没有选择偏倚。

我们使用了反转概率加权回归调整（IPWRA）估计值，该估计值使用加权回归系数来计算每个治疗方案中每个个体的预测结果，然后计算每个治疗方案的预测结果的平均值，其中，权重是指估计的接受每种治疗的反转概率。这意味着对一个患者赋予的权重越高，则他/她接受其治疗分配就越不可能。

第一步，使用 Logistic 回归模型估算接受每种治疗的可能性，该模型包括影响治疗分配和结果的基线变量。在文献中缺乏关于倾向性评分模型应包含哪些变量的共识[19]，因此，我们包括了尽可能多的与治疗分配相关的治疗前协变量，这些协变量是已发表的文献中常用的变量[8,20-22]。第二步，使用回归调整分析，权重是由患者接受治疗方式的估计概率的倒数获得[23]。如果治疗模型指定有误，结果模型指定正确，则回归调整（RA）估计量正确。同样，如果治疗模型指定正确，但结

果模型指定有误，则权重会调整 RA 估计量，使其估计正确，即 IPWRA
是所谓的双重稳健的方法[23]。我们通过使用 Hosmer-Lemeshow C 统计量
和 Pregibon 链接检验来评估拟合模型的良好性和治疗模型指定的规范
性，以研究双重稳健性是否成立[24-25]。Hosmer-Lemeshow C 统计量评估
相应变量的观察值与预测值之间的差异是否显著。没有差异则说明模型
拟合良好[24]。Pregibon 链接检验使用线性预测值和平方线性预测值作为
仅有的两个解释变量（除常数之外）来估计处理效果方程。如果正确
指定了治疗模型，则线性预测值的平方的系数应该是不显著的[25]。赤
池（Akaike）的信息标准（Akaike information criterion，AIC）方法用于
比较使用不同分布的结果模型的拟合度，其中较小的 AIC 统计数据表
明拟合度更好[26]。

　　我们用标准化差值方法评估用治疗的反转概率加权前后样本中肾移
植组与透析组之间基线协变量之间的平衡[27-28]。与传统的显著性检验
相比，标准化差异对样本量不那么敏感，并且可用于识别有意义的差
异。通常，大于 0.1 的标准化差异被认为是有意义的[29]。加权后，我
们还对协变量间的平衡做了正式的过度识别检验。柯蒂斯（Curtis）
等[12]指出，我们应该仔细注意患者对感兴趣的治疗方式的禁忌证。在
接受某种治疗的可能性为零的情况下，反转概率加权估计不是合适的方
法。因此，我们评估了估计的概率，以确保不存在太大（接近 1）或很
小（接近 0）的概率。使用重叠图评估重叠假设（即，每个患者都有接
受每种治疗的正向的可能性）。

　　在估算了潜在结果均值（POM）和平均处理效果（ATE）之后，
我们还对性别的潜在结果均值（POM）和平均处理效果（ATE）进行
了单独估算，然后使用 $t$ 检验比较了男女之间平均处理效果（ATE）的
差异。

　　对于该研究，假设 $p < 0.05$ 具有统计学意义。所有统计分析均使用
STATA 软件包（Stata Corporation，College Station，Texas，USA）的 14.0 版
进行。该项研究已获得隆德地区伦理审查委员会的批准（Dnr：2014/144）。

　　（五）敏感性分析

　　我们研究的主要分析仅包括列入肾移植候补名单的患者，以最大限

度地减少选择偏倚。然而，先前的一些研究也集中于一般透析治疗患者。为了将我们采用新方法的研究结果与以前研究的结果进行比较，我们还创建了另外一个研究人群，其中包括 1995～2012 年所有开始肾替代治疗的患者，无论这些患者是否在肾移植候补名单上。同样地，在这种情况下，研究期间所有获得肾移植的患者都被分配给肾移植治疗组，所有其他患者都被分配给透析治疗组。尽管我们侧重于一般透析患者，我们仍然可以在加权后检查两组之间的协变量平衡。如果在接受肾移植的患者和接受一般透析的患者之间也达到了平衡，我们可以得到可靠的结果与以前的研究结果进行比较。

查尔森合并症指数（CCI）是一种简单有效的方法，用于评估纵向研究中合并症的死亡风险。它同时考虑了合并症的数量和严重性，并可以通过肾替代疗法开始之前的诊断来计算[30]。在我们主要的分析中，我们仅控制在瑞典肾病注册数据库（SRR）中注册的合并症，因此我们重新进行了分析，此次分析包括列入肾移植候补名单的患者样本和全部患者样本的查尔森合并症指数。然而，仅有两个医疗保健行政区域具有计算查尔森合并症指数所需的患者先前诊断的详细信息，因此出于比较的原因，对该样本进行了重新分析。

# 第二节　肾移植和透析治疗的生存时间描述分析

在研究期间，我们观察到共有 2 676 名成年终末期肾病患者被列入肾移植候补名单，其中 2 151 名患者（占 80.4%）接受了肾移植。表 8 - 1 显示了肾移植候补名单上的透析患者和肾移植患者的基线特征和加权前后的标准化差异。加权前，接受透析治疗的患者年龄较大，受教育程度较低，收入较低。与未加权的数据相比，加权减小了标准化差异，并且加权后的标准化差异在可接受的范围内（ < |0.10| ）。此外，协变量平衡的过度识别检验表明加权后两组之间是平衡的（ $p = 0.56$ ），我们因此可以得出结论，肾移植治疗组与透析治疗组之间的协变量平衡是令人满意的。

表 8 − 1　肾移植候补名单上的透析组和肾移植组患者的基线特征和
加权前后的标准化差异（$n = 2\,676$）

| 基线变量 | 加权前 | | | 加权后 | | |
|---|---|---|---|---|---|---|
| | 透析<br>$n = 525$ | KTx<br>$n = 2\,151$ | 标准化<br>差异① | 透析<br>$n = 1\,325.1$② | KTx<br>$n = 1\,350.9$ | 标准化<br>差异 |
| 开始 RRT 的年龄（岁）（参照组 = 18 ~ 39） | | | | | | |
| 40 ~ 49 | 22.9 | 22.7 | − 0.003 | 17.7 | 17.6 | − 0.017 |
| 50 ~ 59 | 32.4 | 35.5 | 0.065 | 21.9 | 22.9 | − 0.045 |
| 60⁺ | 35.6 | 25.2 | − 0.229 | 23.0 | 18.8 | 0.007 |
| 男性 | 67.0 | 65.9 | − 0.025 | 22.1 | 22.5 | − 0.063 |
| 受教育程度（参照组 = 义务教育） | | | | | | |
| 高中教育 | 46.1 | 45.4 | − 0.014 | 24.9 | 24.8 | − 0.026 |
| 高等教育 | 19.2 | 24.4 | 0.125 | 15.6 | 18.5 | 0.014 |
| 可支配收入③（参照组 = 五分位数 1） | | | | | | |
| 五分位数 2 | 15.6 | 15.8 | 0.005 | 13.2 | 13.3 | 0.047 |
| 五分位数 3 | 17.1 | 14.5 | − 0.072 | 14.2 | 12.4 | − 0.012 |
| 五分位数 4 | 23.2 | 20.6 | − 0.064 | 17.9 | 16.4 | 0.004 |
| 五分位数 5 | 25.7 | 30.4 | 0.104 | 19.1 | 21.2 | − 0.027 |
| 婚姻状况（参照组 = 已婚） | | | | | | |
| 单身 | 26.9 | 29.8 | 0.064 | 19.7 | 20.9 | − 0.039 |
| 离异 | 20.8 | 16.4 | − 0.112 | 16.5 | 13.7 | 0.026 |
| 丧偶 | 4.2 | 2.9 | − 0.071 | 4.0 | 2.8 | − 0.014 |
| 公民身份（参照组 = 非瑞典人） | | | | | | |
| 瑞典人 | 85.0 | 86.2 | 0.037 | 12.8 | 11.9 | − 0.010 |
| 家乡④（参照组 = 无 KTx 中心） | | | | | | |
| 有 KTx 中心 | 55.6 | 50.7 | − 0.099 | 24.7 | 25.0 | 0.019 |
| 血型（参照组 = O 型） | | | | | | |
| A 型 | 32.8 | 45.8 | 0.269 | 22.1 | 24.8 | − 0.026 |
| B 型 | 12.8 | 12.4 | − 0.012 | 11.2 | 10.8 | 0.014 |
| AB 型 | 3.0 | 5.7 | 0.131 | 3.0 | 5.4 | − 0.011 |

注：1. $n$—样本量；KTx—肾移植；RRT—肾脏替代治疗。

2. 分类变量被表示为占总数的百分比。

①标准化差异的计算公式为：$\dfrac{\bar{x}_{treated} - \bar{x}_{nontreated}}{\sqrt{\dfrac{s^2_{treated} + s^2_{nontreated}}{2}}}$，其中 $\bar{x}_{treated}$ 和 $\bar{x}_{nontreated}$ 分别表示治疗

和未治疗受试者的协变量样本均值。$s^2_{treated}$ 和 $s^2_{nontreated}$ 分别表示治疗和未治疗受试者的协变量样本方差。标准化差异 > | 0.10 | 通常被认为是有意义的；②加权样本量；③可支配收入分为五分位数，其中五分位数 1 代表最弱势群体，五分位数 5 代表最优势群体；④患者的居住地是否有肾移植中心。

使用 Hosmer-Lemeshow C 统计量（$p = 0.46$），我们无法否定相应变量（接受肾移植）的观测值与预测值之间没有差异的零假设。Pregibon 检验表明：治疗模型是正确指定的，因为预测值平方的参数估计值不显著（$p = 0.11$）。因此，该治疗模型被认为是合适的，并且 IPWRA 估计的双重稳健性似乎是成立的。AIC 方法表明，韦布尔分布（Weibull distribution）是最适合我们的结果模型的分布（AIC = 4 062.2）。

# 第三节　终末期肾病患者的平均生存时间

## 一、基线分析结果

表 8 - 2 显示了估计的列入肾移植候补名单的患者的治疗对生存时间的平均处理效果（ATE）和按性别划分的平均处理效果。假设所有患者均接受肾移植，则估计的平均生存时间为 23.1 年，比假设所有患者均接受透析的生存时间长 13.8 年（长 1.48 倍）。在按性别进行的亚组分析中，假设所有男性患者都接受肾移植，估计的平均生存时间将为 22.9 年，比假设所有男性患者都接受透析的平均生存时间长 14.4 年（长 1.69 倍）。同样，假设所有女性患者都接受了肾移植，则估计的平均生存时间为 24.2 年，比假设所有女性患者都接受透析的生存时间长 13.8 年（长 1.32 倍）。不同性别之间的平均生存时间差异不显著（$p = 0.90$）。

表 8 - 2　治疗对患者生存时间的影响（$n = 2676$）

| | 基线分析 | 分性别亚组分析 | | |
| --- | --- | --- | --- | --- |
| | 系数<br>（95% CI） | 系数<br>（95% CI）：<br>男性 | 系数<br>（95% CI）：<br>女性 | 检验：<br>- 女性 + 男性 = 0（$p$） |
| ATE | | | | 0.896 |
| KTx vs 透析 | 13.8<br>（11.4~16.2） | 14.4<br>（11.3~17.6） | 13.8<br>（6.2~21.5） | |

续表

| | 基线分析 | 分性别亚组分析 | | |
| --- | --- | --- | --- | --- |
| | 系数<br>(95% CI) | 系数<br>(95% CI)：<br>男性 | 系数<br>(95% CI)：<br>女性 | 检验：<br>- 女性 + 男性 = 0（$p$） |
| POM | | | | |
| KTx | 23.1<br>(21.2 ~ 25.0) | 22.9<br>(20.8 ~ 25.0) | 24.2<br>(19.0 ~ 29.5) | |
| 透析 | 9.3<br>(7.8 ~ 10.8) | 8.5<br>(6.6 ~ 10.3) | 10.4<br>(3.0 ~ 17.8) | |

注：$n$—样本量；CI—置信区间；ATE—平均处理效果；KTx—肾移植；POM—潜在结果均值。

## 二、敏感性分析结果

（一）所有 RRT 患者的平均处理效果以及按性别进行的亚组分析

表 8 - 3 显示了所有接受肾替代疗法的患者（即不仅仅是列入肾移植候补名单的患者）的平均生存时间以及按性别列出的平均处理效果（ATE）。假设所有接受肾替代疗法的患者都接受肾移植治疗，则平均生存时间估计为 15.5 年，这比假设所有接受肾替代疗法的患者都接受透析治疗的生存时间长 11.1 年（长 2.52 倍）。在对男性和女性进行的亚组分析中，假设患者接受肾移植，则平均生存时间的估计值要比接受透析的平均生存时间长 2.5 倍多。尽管在肾移植和透析治疗中，女性的生存时间都比男性长，但平均处理效果在性别之间没有显著差异（$p$ = 0.86）。

（二）控制查尔森合并症指数时的平均处理效果

表 8 - 4 显示了居住在斯科纳地区和斯德哥尔摩地区的子样本的平均处理效果（ATE），在对这些子样本进行分析时，对于列入肾移植候补名单的患者和所有接受肾替代疗法的患者都控制了患者的查尔森合并症指数（CCI）。当增加了控制变量查尔森合并症指数后，估计的生存时间几乎不变。

表8-3 敏感性分析：对所有 RRT 患者的
平均生存时间的影响（$n = 13\,877$）

| | 基线分析 | 分性别亚组分析 | | |
|---|---|---|---|---|
| | 系数<br>（95% CI） | 系数<br>（95% CI）：<br>男性 | 系数<br>（95% CI）：<br>女性 | 检验：<br>– 女性 + 男性 = 0（$p$） |
| ATE | | | | 0.861 |
| KTx vs 透析 | 11.1<br>（9.6 ~ 12.6） | 11.2<br>（9.2 ~ 13.1） | 11.6<br>（6.7 ~ 16.5） | |
| POM | | | | |
| KTx | 15.5<br>（14.0 ~ 17.0） | 15.5<br>（13.4 ~ 17.6） | 16.2<br>（12.1 ~ 20.3） | |
| 透析 | 4.4<br>（4.3 ~ 4.6） | 4.3<br>（4.2 ~ 4.5） | 4.6<br>（4.3 ~ 4.9） | |

注：RRT—肾脏替代治疗；$n$—样本量；CI—置信区间；ATE—平均处理效果；KTx—肾移植；POM—潜在结果均值。

表8-4 敏感性分析：使用 SRR 中注册的合并症以及加上查尔森合并症
指数后斯科纳和斯德哥尔摩地区 RRT 患者的平均生存时间

| | 对肾移植候补名单上的患者<br>进行分析（$n = 1\,129$） | | 对所有接受肾替代疗法的患者<br>进行分析（$n = 4\,519$） | |
|---|---|---|---|---|
| | 使用 SRR 中<br>注册的合并症<br>系数（95% CI） | 使用查尔森<br>合并症指数<br>系数（95% CI） | 使用 SRR 中<br>注册的合并症<br>系数（95% CI） | 使用查尔森<br>合并症指数<br>系数（95% CI） |
| ATE | | | | |
| KTx vs 透析 | 12.0<br>（6.8 ~ 17.3） | 11.9<br>（6.8 ~ 17.1） | 12.4<br>（9.4 ~ 15.4） | 12.3<br>（9.0 ~ 15.5） |
| POM | | | | |
| KTx | 25.0<br>（20.9 ~ 29.0） | 24.7<br>（20.7 ~ 28.7） | 17.5<br>（14.5 ~ 20.5） | 17.4<br>（14.2 ~ 20.6） |
| 透析 | 12.9<br>（9.5 ~ 16.4） | 12.8<br>（9.4 ~ 16.2） | 5.2<br>（4.9 ~ 5.4） | 5.2<br>（4.9 ~ 5.5） |

注：SRR—瑞典肾病注册数据库；RRT—肾脏替代治疗；$n$—样本量；CI—置信区间；ATE—平均处理效果；KTx—肾移植；POM—潜在结果均值。

# 第四节　讨论与建议

我们使用双重稳健的反转概率加权回归调整方法评估了肾脏替代治疗（RRT）对终末期肾病患者生存时间的影响。我们的研究结果表明，在瑞典终末期肾病患者中，接受肾移植显著延长了患者的生存时间。对于列入肾移植候补名单的患者，与透析治疗相比，接受肾移植治疗的（绝对）平均生存优势有将近 14 年。尽管男性估计的平均生存收益比女性长约 0.5 年，但这一差异在统计学上并不显著。

在比较不同治疗方法之间的死亡率时，以前的研究通常使用（相对）危险比作为效果指标。因此，将我们的研究结果直接与先前的研究结果进行比较是不可行的。然而，我们研究的发现不仅证实了肾移植具有生存优势[3-4,8]，还提供了生存优势的大小信息，由于多种原因，绝对值的估计是很重要的，例如，绝对值的估计可以用于针对干预措施的经济学评价中。

与以前的研究相比，我们的研究既考虑了对不同治疗方式的选择偏倚，也考虑了与列入肾移植候补名单相关的选择偏倚，并应用了先进的统计分析对肾移植与透析进行了比较。巴亚（Bayat）等[8]将法国的肾移植患者与一般透析患者的生存率进行了比较，并以老年患者为重点。他们使用估计的倾向性评分来控制分配到肾移植候补名单的选择偏倚，研究结果显示接受肾移植患者的生存时间更长。然而，由于列入肾移植候补名单的选择偏倚存在，接受一般透析患者的死亡率要比列入肾移植候补名单的透析患者的死亡率高[8]。我们的研究将接受肾移植的患者与已列入肾移植候补名单的透析患者进行了比较，并使用倾向性评分加权法，这在一定程度上降低了进入候补名单的选择偏倚。我们也比较了接受肾移植的患者和接受一般透析的患者，研究结果发现，与接受肾移植的患者相比，接受一般透析的患者的生存时间较短，这与巴亚（Bayat）等[8]的研究一致。

在亚组分析中，不论对于被列入肾移植候补名单的患者还是对于所有接受肾替代疗法的患者，接受肾移植和透析治疗的女性患者的生存时间均比男性患者长。女性具有更高的平均生存时间可能总体上反映出她们的预期寿命更长。然而，男性和女性之间的平均生存时间差异在统计学上不显著。我们以前的研究表明，女性与男性有相同的机会接受肾移植[17]。因此，在接受肾移植的机会或接受肾移植的生存优势方面似乎都不存在性别不平等。

所有接受肾替代疗法的患者的平均处理效果（ATE）与列入肾移植候补名单的患者的平均处理效果（ATE）相似，尽管与接受肾移植和透析治疗的列入肾移植候补名单的患者相比，所有接受肾替代疗法的患者的估计生存时间要短得多。应该注意的是，接受一般透析的患者包括列入肾移植候补名单的透析患者。在本研究中，我们还没有将未列入肾移植候补名单的一般透析患者和接受肾移植患者之间的平均处理效果（ATE）进行比较和分析。

在瑞典肾病注册数据库（SRR）中注册的合并症不能被包含在任何经过验证的合并症指数中。因此，我们根据可用于子样本的医疗保健利用数据纳入了查尔森合并症指数（CCI）。我们的敏感性分析结果表明，与仅使用瑞典肾病注册数据库中注册的合并症进行的基线分析相比，纳入查尔森合并症指数（CCI）并不会改变研究结果。这表明我们的基线研究结果对整个瑞典终末期肾病患者的平均处理效果的估计都是有效的。

我们的研究可能存在不朽的偏倚（immortal bias），因为接受透析的患者可能在等到接受肾移植之前已经死亡。然而，我们将研究的样本限制在已列入肾移植候补名单的患者，这样就可以排除在开始肾替代疗法后不久就死亡的患者。因此，不朽的偏倚可能已经减少，我们认为可能的不朽的偏倚不会严重影响我们的结果。然而，我们检查了列入肾移植候补名单的患者数据（我们的基线分析结果），注意到大约50%的透析患者在接受肾移植的平均等待时间到达之前已经死亡。这表明不朽的偏倚可能仍然存在。

我们当前的研究的主要优势在于使用和链接了几个高质量的瑞典注册数据库，这些数据库几乎覆盖了100%的瑞典终末期肾病患者，并且这些数据库的数据报告率为95%[31]。此外，与先前来自美国和法国的研究[3,8]相比，我们的数据可以确保考虑到所有主要的原发性肾脏疾病、患者的社会经济地位状况和合并症情况。基于数据库中丰富、高质量的信息，使用先进的反转概率加权回归调整（IPWRA）方法评估了肾替代疗法的处理效果，这使得我们能够估计如果所有接受透析的患者都接受了肾移植的生存时间将是多少，反之亦然。在评估治疗对事件发生时间的影响时，倾向性评分方法经常被错误地应用。常见的错误包括：使用不适当的统计检验，以及无法正确评估指定的倾向性评分模型是否在治疗组和对照组之间的基线协变量中引起了可接受的平衡[19]。与以前的研究相比，在使用倾向性评分方法时，我们不仅检验了倾向性评分所需的假设，还检验了加权后基线平衡并对选择的模型进行了评估，以了解反转概率加权回归调整（IPWRA）方法的双重稳健性是否成立，从而提高了我们研究结果的可信度。尽管在比较不同治疗方法的死亡率时，风险比是一种流行的效果指标，但它只有当治疗方式呈线性并且结果的分布具有比例风险形式时才有用[32]。然而，当使用平均处理效果（ATE）作为效果指标时，既不需要线性治疗，也不需要比例风险形式。此外，平均处理效果（ATE）指标在测量效果时用的是与结果指标相同的时间单位而不是相对的条件概率，并且平均处理效果（ATE）对非卫生经济领域的读者也更容易解释[33]。

这项研究的主要局限性在于，尽管我们控制了可观察到的变量以减少选择偏倚，但不可观察到的变量仍会影响研究结果。然而，无法观察到的变量只有在既与治疗选择相关又与疗效指标相关时才是问题。如果是这种情况，在不可观察到的变量与已经控制的观察到的变量之间高度相关的情况下，关于处理效果的结果应该不会受到太大影响。如果某个不可观察到的变量与任何已经控制的可观察到的变量都不相关，则结果可能会受到影响。值得注意的是，链接的几个数据库提供了非常丰富的信息，并且我们充分利用了其中的可用信息，以试图将这种风险降到最低。尽管我们控制的变量范围很广，但尚缺乏一些可能影响肾替代疗法选择的重要预后因素，例如，身体质量指数（body mass index，BMI）和甲状旁腺激素[34]。但是，在我们的研究中，已经控制的合并症和查尔森合并症指数（CCI）可能捕获这些预后因素的部分影响作用。

　　本研究显示，在接受肾替代疗法的瑞典患者中，肾移植与透析相比具有生存优势。研究结果显示，应该鼓励增加肾移植。处理效果评估方法应用于肾替代疗法的背景下是一种新的尝试。我们试图努力为未来该领域处理效果估计的研究确定方向。未来需要进一步研究来评估这种新方法并评估肾移植是否还可以降低患者的治疗成本并提高患者的生活质量。

## 参考文献

［1］HADLEY J, YABROFF K R, BARRETT M J, et al. Comparative effectiveness of prostate cancer treatments: evaluating statistical adjustments for confounding in observational data ［J］. Journal of the National Cancer Institute, 2010, 102 (23): 1780-1793.

［2］STÜRMER T, JOSHI M, GLYNN R J, et al. A review of the application of propensity score methods yielded increasing use, advantages in specific settings, but not substantially different estimates compared with conventional multivariable methods ［J］. Journal of Clinical Epidemiology, 2006, 59 (5): 437. e1-437. e24.

［3］TENNANKORE K K, KIM S J, BAER H J, et al. Survival and hospitalization for intensive home hemodialysis compared with kidney transplantation ［J］. Journal of the American Society of Nephrology Jasn, 2014, 25 (9): 2113-2120.

［4］WOLFE R A, ASHBY V B, MILFORD E L, et al. Comparison of mortality in all patients on dialysis, patients on dialysis awaiting transplantation, and recipients of a first cadaveric transplant ［J］. New England Journal of Medicine, 1999, 341 (23): 1725-1730.

［5］MEDIN C, ELINDER C G, HYLANDER B, et al. Survival of patients who have been on a waiting list for renal transplantation ［J］. Nephrology Dialysis Transplantation, 2000, 15 (5): 701-704.

［6］JOHNSON D W, HERZIG K, PURDIE D, et al. A comparison of the effects of dialysis and renal transplantation on the survival of older uremic patients ［J］. Transplantation, 2000, 69 (5): 794-799.

［7］HELDAL K, HARTMANN A, GROOTENDORST D C, et al. Benefit of kidney transplantation beyond 70 years of age ［J］. Nephrology Dialysis Transplantation, 2010, 25 (5): 1680-1687.

［8］BAYAT S, KESSLER M, BRIANCON S, et al. Survival of transplanted and dialysed patients in a French region with focus on outcomes in the elderly [J]. Nephrology Dialysis Transplantation, 2010, 25 (1): 292-300.

[9] MOLNAR M Z, RAVEL V, STREJA E, et al. Survival of elderly adults undergoing incident home hemodialysis and kidney transplantation [J]. Journal of the American Geriatrics Society, 2016, 64 (10): 2003-2010.

[10] HERNÁNDEZ D, RUIZ-ESTEBAN P, MURIEL A, et al. Clinical assessment of mortality risk in renal transplant candidates in Spain [J]. Transplantation, 2014, 98 (6): 653-659.

[11] KURTH T, WALKER A M, GLYNN R J, et al. Results of multivariable logistic regression, propensity matching, propensity adjustment, and propensity-based weighting under conditions of nonuniform effect [J]. American Journal of Epidemiology, 2006, 163 (3): 262-270.

[12] CURTIS L H, HAMMILL B G, EISENSTEIN E L, et al. Using inverse probability-weighted estimators in comparative effectiveness analyses with observational databases [J]. Medical Care, 2007, 45 (suppl 2): S103-S107.

[13] Swedish Renal Registry [EB/OL]. [2016-09-15]. http://www.medscinet.net/snr.

[14] Register of the Total Population (RTB) [EB/OL]. [2017-10-19]. https://www.scb.se/sv_/Vara-tjanster/Bestalla-mikrodata/Vilka-mikrodata-finns/Registretover-totalbefolkningen-RTB/.

[15] Scandia transplant database [DB/OL]. [2017-10-19]. http://www.scandiatransplant.org/.

[16] Statistics Sweden (SCB). LISA database. Secondary LISA database [DB/OL]. [2016-09-15]. http://www.scb.se/en_/Services/Guidance-for-researchers-and-universities/SCB-Data Longitudinal integration-database-for-health-insurance-and-labour-market-studies-LISA-by-Swedish-acronym/. eng; http://www.scb.se/lisa/swedish.

［17］ZHANG Y, GERDTHAM U G, RYDELL H, et al. Socioeconomic in-equalities in the kidney transplantation process: a registry-based study in Sweden ［J］. Transplant Direct, 2018, 4 (2): e346.

［18］ROSENBAUM P R, RUBIN D B. The central role of the propensity score in observational studies for causal effects ［J］. Biometrika, 1983, 70 (1): 41-55.

［19］AUSTIN P C. The use of propensity score methods with survival or time-to-event outcomes: reporting measures of effect similar to those used in randomized experiments ［J］. Statistics in Medicine, 2014, 33 (7): 1242-1258.

［20］WINKELMAYER W C, GLYNN R J, MITTLEMAN M A, et al. Comparing mortality of elderly patients on hemodialysis versus perito-neal dialysis: a propensity score approach ［J］. Journal of the Ameri-can Society of Nephrology Jasn, 2002, 13 (9): 2353-2362.

［21］LIEM Y S, WONG J B, HUNINK M M, et al. Propensity scores in the presence of effect modification: a case study using the comparison of mortality on hemodialysis versus peritoneal dialysis ［J］. Emerging Themes in Epidemiology, 2010, 7 (1): 1.

［22］WEINHANDL E D, FOLEY R N, GILBERTSON D T, et al. Propen-sity-matched mortality comparison of incident hemodialysis and perito-neal dialysis patients ［J］. Journal of the American Society of Nephrol-ogy, 2010, 21 (3): 499-506.

［23］WOOLDRIDGE J M. Inverse probability weighted estimation for general missing data problems ［J］. Journal of Econometrics, 2007, 141 (2): 1281-1301.

［24］HOSMER D W, Jr, LEMESHOW S, STURDIVANT R X. Applied logistic regression ［M］. 3rd ed. New York: John Wiley & Sons, 2013.

［25］PREGIBON D. Goodness of link tests for generalized linear models ［J］. Journal of the Royal Statistical Society. Series C, 1980, 9

（1）: 15-23.

[26] AKAIKE H. A new look at the statistical model identification [J]. IEEE Transactions on Automatic Control , 1974, 19 (6): 716-723.

[27] AUSTIN P C. The relative ability of different propensity score methods to balance measured covariates between treated and untreated subjects in observational studies [J]. Medical Decision Making an International Journal of the Society for Medical Decision Making, 2009, 29 (6): 661-677.

[28] NORMAND S T, LANDRUM M, GUADAGNOLI E, et al. Validating recommendations for coronary angiography following acute myocardial infarction in the elderly: a matched analysis using propensity scores [J]. Journal of Clinical Epidemiology, 2001, 54 (4): 387-398.

[29] MAMDANI M, SYKORA K, PING L, et al. Reader's guide to critical appraisal of cohort studies: 2. Assessing potential for confounding [J]. BMJ (online), 2005, 330 (7497): 960-962.

[30] CHARLSON M E, POMPEI P, ALES K L, et al. A new method of classifying prognostic comorbidity in longitudinal studies: development and validation [J]. Journal of Chronic Diseases, 1987, 40 (5): 373-383.

[31] WIKSTROM B, FORED M, EICHLEAY M A, et al. The financing and organization of medical care for patients with endstage renal disease in Sweden [J]. International Journal of Health Care Finance and Economics, 2007, 7 (4): 269-281.

[32] HERNÁN M A. The hazards of hazard ratios [J]. Epidemiology, 2010, 21 (1): 13-15.

[33] Introduction to treatment effects for observational survival time data [EB/OL]. [2017-11-21]. https: //www. stata. com/manuals/testteffectsintro. pdf#testteffectsintro.

[34] KIHAL-TALANTIKITE W, VIGNEAU C, DEGUEN S, et al. Influ-

ence of socio-economic inequalities on access to renal transplantation and survival of patients with end-stage renal disease ［J］. PLoS One, 2016, 11 （4）: e0153431.

# 第九章　肾移植和透析治疗对医疗费用的影响

使用观察性数据进行研究时，难以对不同治疗方案进行直接比较，因为当随机对照试验不可行时，存在非随机选择治疗方案的情况。因此，我们的这项研究旨在通过应用倾向性评分加权法来探讨列入肾移植候补名单的患者，与接受透析治疗相比，接受肾移植对医疗费用的影响，以应对潜在的治疗选择偏倚。我们纳入了 952 位列入肾移植候补名单的成年患者，这些患者于 1998 ~ 2012 年在瑞典的斯科纳地区和斯德哥尔摩地区开始接受肾替代治疗。医疗保健成本是以接受肾移植或透析治疗后的年度医疗保健支出来衡量。为了匹配肾移植组的数据结构，本研究使用一对一的最近邻倾向性评分匹配方法为每位透析患者生成了一个假设的肾移植日期。结果模型和治疗模型分别使用具有伽马分布的广义线性模型和 Logistic 回归模型。为了对不同的治疗组进行比较，估计了潜在的平均结果和平均处理效果。对于肾移植治疗和透析治疗，第一年的总医疗费用估计为 63 998 欧元（95% CI：52 647 ~ 75 349 欧元）和 42 156 欧元（95% CI：32 474 ~ 51 838 欧元）。肾移植在第一年没有节省成本，与透析治疗相比，平均医疗费用增加 21 842 欧元（$p = 0.006$）。然而，与透析相比，肾移植节省成本的优势在肾移植后的第二年和第三年，这两年的医疗费用分别估计为 39 004 欧元（$p < 0.001$）和 57 428 欧元（$p < 0.001$）。接受肾移植后，3 年总的来看，肾移植节省了成本，节省成本的优势估计为 97 790 欧元（$p = 0.002$）。对于终末期肾病患者，尽管肾移植在第一年的医疗费用高于透析，但至少在肾移植后的 3 年内，肾移植与透析相比降低了医疗费用。此外，通过结合我们先前研究的结果，该研究发现肾移植比透析具有更长的生存时间，将两项研究结果联合来看，可以发现肾移植治疗比透析治疗具有成本效果。

# 第一节　概　　述

## 一、研究背景和意义

当我们人体的肾脏器官不再发挥其应有的作用时，就会发生终末期肾脏疾病（ESRD），如果没有接受包括透析或肾移植（KTx）在内的肾脏替代治疗（RRT），患者就会死亡[1]。因此，终末期肾病患者死亡率很高，而且使用医疗资源很多[2]。终末期肾病患者的治疗费用占高收入国家医疗总支出的1%~2%，而终末期肾病患者约占国家总人口的0.1%[3]。2002年，瑞典终末期肾病的患病率为每百万居民756人，占总人口的0.076%。从国际角度来看，该患病率处于较低水平，但其在北欧五个国家中最高[4]。在瑞典，治疗终末期肾病的总成本约为31亿瑞典克朗（SEK）/年[5]。肾移植是治疗终末期肾病的首选方式，因为其预期效果更好且医疗费用更低[5-6]。斯腾温克尔（Stenvinkel）等[5]发现，透析的费用为60万瑞典克朗/年，而肾移植的费用在第一年和第二年分别为20万瑞典克朗和10万瑞典克朗。瑞典的另一项研究也发现，接受肾移植可以避免10年内66%~79%的预期医疗费用，每位患者可节省38万欧元（按2012年价格计算）[6]。

加拿大的一项研究发现，使用血液透析（HD）和腹膜透析（PD）治疗终末期肾病患者的年度医疗总费用分别约为50 928欧元和26 540欧元[2]。伯杰（Berger）等[7]在美国比较了血液透析和腹膜透析患者的费用，发现在12个月的随访期间，血液透析和腹膜透析患者的中位医疗费用分别为173 507美元和129 997美元。马来西亚的一项研究通过比较血液透析和腹膜透析的成本发现，马来西亚血液透析和腹膜透析患者平均每年的医疗费用分别为39 790令吉和37 576令吉[8]。霍华德（Howard）等[9]应用多队列马尔可夫模型（Markov Model）评估了澳大利亚肾替代疗法的成本和健康结果，发现将肾移植增加10%~50%可以节省580万~2 620万澳元。

大多数以前的成本研究通常使用倾向性评分匹配方法比较不同透析治疗的医疗费用[7-8,10]。对于比较透析和肾移植成本的研究，他们通常分别评估透析和肾移植的成本[2,9]或使用建模的方法从公开的汇总估算中收集数据[9,11]。然而，与接受透析的患者相比，接受肾移植的患者通常更年轻、更健康、受过更高的教育[12]。因此，有必要评估肾移植和透析之间的可比成本。然而，要进行大规模的随机对照试验（RCT）来解决这个问题是困难且不符合伦理的。一种替代的解决方案是将倾向性评分法用于观察性数据来评估处理效果[13]。

本研究旨在针对瑞典医疗保健系统，采用反转概率加权回归调整（IPWRA）方法，估计与透析相比，肾移植对医疗费用的影响。

这项研究从以下三方面对肾替代治疗对医疗费用的影响的现有文献做出贡献。首先，采用反转概率加权回归调整（IPWRA）方法，可以估算治疗对医疗费用的相对影响和绝对影响。影响的绝对估计数据不仅可以为治疗提供可比的医疗保健费用，而且可以用于进一步的卫生经济学评价研究，还可以为决策者推广某些计划以减少终末期肾病的医疗保健支出提供有用的证据。其次，我们通过应用反转概率加权回归调整（IPWRA）方法来使用所有可用信息，而不是使用常规的倾向性评分方法。最后，我们还可以通过结合我们先前研究使用相同的反转概率加权回归调整（IPWRA）方法得出的与本研究相同的研究人群的处理效果的数据，得出肾移植相对于透析具有成本效果的结论。

## 二、材料和方法

### （一）数据来源

我们这项研究的数据是通过将瑞典肾病注册数据库（SRR）[14]、总人口注册数据库（RTB）[15]、斯堪地亚（Scandia）移植数据库[16]、用于医疗保险和劳动力市场研究的纵向整合数据库（LISA）[17]，以及区域医疗保健利用数据库，通过唯一的患者编号链接起来获得的。瑞典肾病注册数据库是高质量的登记数据库，该数据库记录了患者的基线特征、治疗方式以及死亡日期和死亡原因等信息。总人口注册数据库

（RTB）包括婚姻状况和公民身份信息，而 LISA 数据库包括患者社会经济地位相关的数据（例如，收入和受教育程度）。斯堪地亚移植数据库提供了有关患者列入肾移植候补名单的信息。区域医疗保健利用数据库提供关于斯科纳地区和斯德哥尔摩地区居民医疗保健利用情况和费用的信息，这两个地区是瑞典的两个医疗保健行政区，覆盖的人口约占瑞典总人口的 1/3。

（二）患者特征

我们的研究纳入了斯科纳地区和斯德哥尔摩地区于 1998～2012 年开始接受肾替代治疗的所有 1 123 名列入肾移植候补名单的成年患者。我们排除了缺少公民身份信息的患者（9 名患者；占 0.8%），以及在分析总医疗费用时仅具有住院费用记录或门诊和初级保健费用记录的患者（162 名患者；占 14.4%）。经过上述排除后，最终的样本包括 952 名患者，其中 729 名患者接受了肾移植治疗。每位患者均被随访到死亡或研究结束时点（2012 年 12 月）。我们排除了那些在接受肾移植治疗后花费数据少于 12 个月的患者，以及在分析患者接受肾移植之后每年的医疗费用时，费用为零的患者，因为每年的总医疗费用为零不符合常理（接受肾移植之后第一年到第三年被排除的患者分别为：211 名患者，占 22.2%；363 名患者，占 38.1%；441 名患者，占 46.3%）。

患者的基线特征包括年龄、性别、首次接受肾替代疗法的年份、收入、受教育程度、婚姻状况、公民身份、合并症（是/否）、原发性肾脏疾病和血型。原发性肾脏疾病分为七类：肾小球肾炎、成人多囊肾、糖尿病肾病、高血压肾病、肾盂肾炎、未指明的肾脏疾病和其他（针对所有其他肾脏诊断）。基于受教育年限，将患者的受教育程度分为：义务教育（≤9 年），高中教育（>9～12 年）和高等教育（>12 年）。收入被分为五分位数，从最弱势的五分位数 1 到最优势的五分位数 5。

查尔森合并症指数（CCI）是一种简单有效的方法，用于评估纵向研究中合并症的死亡风险。它同时考虑了合并症的数量和严重性[18]。

因此，在我们的这项研究中，还根据查尔森（Charlson）等[18]的方法，使用开始肾替代疗法之前长达 14 年的诊断来计算每个患者的查尔森合并症指数（CCI），以控制患者总体健康状况的差异。

（三）结局变量

如果在研究期间患者接受了肾移植治疗，则该患者属于肾移植组，否则将患者分配到包括血液透析和腹膜透析的透析组中。

主要的结局变量是肾移植治疗后每年的总医疗保健成本，定义为肾移植治疗后每位患者直至第三年的每一年的总医疗保健支出。对于透析患者，我们使用倾向性评分匹配方法生成了一个假设的接受肾移植的日期。肾移植开始后的第一年是从开始肾移植的日期到一整年结束（即接受肾移植的日期 + 365 天）。医疗保健费用分为住院费用和门诊及初级保健费用。使用瑞典统计局的消费者价格指数[19]将费用调整为 2012 年的价格水平，并使用 2012 年的平均汇率（1 欧元 = 8.705 3 瑞典克朗）将瑞典克朗换算为欧元[20]。对于接受肾移植的患者，接受肾移植之后的第一年费用包括手术费用。

（四）统计分析

倾向性评分法近年来在医学研究中变得越来越流行，医学领域中可以使用从常规临床实践得到的观察性数据的电子记录[21]。使用倾向性评分的四种方法，包括使用倾向性评分的回归调整，基于倾向性评分的分层或子分类法，倾向性评分匹配法以及反转概率加权法[22]。这四种方法各有利弊，在本项研究中我们选择回归调整和反转概率加权相结合的方法，即所谓的反转概率加权回归调整（IPWRA）法。原因是反转概率加权回归调整（IPWRA）方法不仅可以使用所有可用的信息，而且还具有双重稳健性的特征[22]。

与随机对照试验（RCT）研究不同，在观察性研究中，治疗是非随机分配的，在将肾移植与透析进行比较时，可能会导致对医疗费用影响的有偏估计。为了减少治疗分配选择偏倚，我们首先将患者限制在被列入肾移植候补名单的患者，因为这些患者被认为比一般透析患者和肾移植患者之间的差异更小。然而，由于接受肾移植的患者通常更年轻、更健康，因此分析肾移植候补名单上的患者不能完全控制选择偏倚[23]。基于此，我们之后使用了反转概率加权回归调整（IPWRA）方法来进一步减少由治疗选择引起的偏倚。权重是接受肾移植或透析的反转概率。

首先，我们使用 Logistic 回归来估计接受每种治疗的概率（倾向性评分），以控制不同治疗方式组中的系统差异。倾向性评分模型包括患者的基线特征，例如年龄、性别、肾替代疗法的开始年份、受教育程度、收入、婚姻状况、公民身份、原发性肾脏疾病、合并症（是/否）、查尔森合并症指数和血型。我们分别通过使用 Hosmer-Lemeshow C 统计量和 Pregibon 链接检验评估了治疗模型的拟合优度和治疗模型的指定是否正确。我们使用标准化的差异方法评估通过治疗的反转概率加权前后肾移植组和透析组之间基线协变量的平衡。

其次，我们使用回归调整模型（具有对数链接功能的广义线性模型，成本采用伽马分布）用接受治疗的概率加权后，来估计肾移植和透析的潜在治疗费用以及它们之间的平均费用之差。肾移植治疗的潜在结果均值（POM）指的是如果所有患者均接受肾移植治疗的平均医疗保健费用，而透析的潜在结果均值（POM）指的是如果所有患者均接受透析的平均医疗保健费用。平均处理效果（ATE）是指整个样本中肾移植和透析之间的平均医疗保健费用之差。我们采用了意向治疗的方法，以保持我们构建的所谓的随机治疗分配。采用1 000次重复的自举法（bootstrap）估计稳健标准误差，每个估计的显著性检验和置信区间均基于稳健标准误差。

我们感兴趣的结果是肾移植治疗之后第一年到第三年的医疗费用，第一年是指从开始肾移植满一年，依此类推。对接受肾移植治疗的患者，我们有其接受肾移植的日期信息，而对于接受透析治疗的患者，我们没有该患者将来接受肾移植日期的信息。为了比较肾移植治疗组和透析治疗组之间在接受肾移植治疗之后的医疗费用，我们需要知道接受透析治疗的患者的"接受肾移植日期"。因此，在进行潜在结果均值（POM）和平均处理效果（ATE）估计之前，我们为每个透析患者生成一个假设的接受肾移植日期，以匹配肾移植组的数据结构。为此，采用了一对一的最近邻倾向性评分匹配方法。这种方法将在接受肾移植的概率方面相似的肾移植患者与透析患者配对，接受肾移植的概率是根据患者在开始肾替代疗法之前可观察到的基线特征估计的[24]。当可观察的变量较多时，按倾向性评分进行匹配会降低匹配问题的维度[25]。

我们还分别对住院费用、门诊和初级保健费用进行了相同的分析。由于我们只能在斯科纳地区的医疗保健利用数据库中区分门诊费用和初级保健费用，因此在样本中我们将门诊费用和初级保健费用合起来进行分析。

（五）敏感性分析

对于某些接受肾移植的患者，费用可能主要发生在住院治疗中，然而对于某些透析患者，费用可能主要发生在门诊和初级保健治疗中。因此，我们放宽了纳入标准并进行敏感性分析，在敏感性分析中还包括样本中仅具有住院成本记录或门诊和初级保健成本记录的患者，以获得更大的样本量。

# 第二节　透析和肾移植患者的基线特征和标准化差异

## 一、模型评估

对列入肾移植候补名单的患者，表 9-1 分别列出了加权前后透析组和肾移植组的基线特征和标准化差异。加权前，接受透析的患者年龄较大，受教育程度较低，收入较低。与加权前的数据相比，标准化差异在可接受范围内的变量较多。此外，协变量平衡的过度识别检验表明加权组是平衡的（$p = 0.94$），因此我们得出结论，肾移植组和透析组之间的协变量平衡是可以接受的。

**表 9 – 1　加权前后透析组和肾移植组的基线特征和标准化差异**

| 基线变量 | 加权前 | | | 加权后 | | |
|---|---|---|---|---|---|---|
| | 透析<br>$n=116$ | KTx<br>$n=625$ | 标准化<br>差异[①] | 透析<br>$n=367.1$[②] | KTx<br>$n=373.9$ | 标准化<br>差异 |
| 开始 RRT 的年龄（岁）（参照组 = 18~39） | | | | | | |
| 40~49 | 19.0 | 23.5 | 0.111 | 15.5 | 18.0 | 0.123 |
| 50~59 | 35.3 | 36.0 | 0.014 | 23.1 | 23.1 | -0.186 |
| 60⁺ | 35.3 | 23.4 | -0.265 | 23.1 | 17.9 | 0.006 |
| **男性** | 61.2 | 65.6 | 0.091 | 24.0 | 22.6 | 0.005 |
| 受教育程度（参照组 = 义务教育） | | | | | | |
| 高中教育 | 44.8 | 44.0 | -0.017 | 24.9 | 24.7 | -0.041 |
| 高等教育 | 26.7 | 29.1 | 0.053 | 19.8 | 20.7 | 0.001 |
| 可支配收入[③]（参照组 = 五分位数 1） | | | | | | |
| 五分位数 2 | 12.9 | 14.4 | 0.043 | 11.4 | 12.3 | 0.119 |
| 五分位数 3 | 15.5 | 14.1 | -0.040 | 13.2 | 12.1 | -0.101 |
| 五分位数 4 | 22.4 | 19.4 | -0.075 | 17.5 | 15.6 | -0.199 |
| 五分位数 5 | 31.9 | 34.7 | 0.060 | 21.9 | 22.7 | 0.080 |
| 婚姻状况（参照组 = 已婚） | | | | | | |
| 单身 | 27.6 | 29.6 | 0.044 | 20.1 | 20.9 | 0.018 |
| 离异 | 17.2 | 19.4 | 0.055 | 14.4 | 15.6 | 0.050 |
| 丧偶 | 4.3 | 3.2 | -0.058 | 4.2 | 3.1 | -0.009 |
| 国籍（参照组 = 非瑞典人） | | | | | | |
| 瑞典人 | 92.2 | 93.6 | 0.053 | 7.2 | 6.0 | -0.040 |
| 家乡[④]（参照组 = 无 KTx 中心） | | | | | | |
| 有 KTx 中心 | 92.2 | 82.9 | -0.286 | 7.2 | 14.2 | 0.073 |
| 血型（参照组 = O 型） | | | | | | |
| A 型 | 36.2 | 44.5 | 0.169 | 23.3 | 24.7 | 0.024 |
| B 型 | 14.7 | 11.8 | -0.083 | 12.6 | 10.5 | 0.048 |
| AB 型 | 2.6 | 5.3 | 0.139 | 2.5 | 5.0 | -0.178 |

注：1. $n$—样本量；KTx—肾移植；RRT—肾脏替代治疗。

2. 分类变量被表示为占总数的百分比。

①标准化差异的公式计算为：$\dfrac{\bar{x}_{treated} - \bar{x}_{nontreated}}{\sqrt{\dfrac{s^2_{treated} + s^2_{nontreated}}{2}}}$，其中 $\bar{x}_{treated}$ 和 $\bar{x}_{nontreated}$ 分别表示治疗和未治疗受试者的协变量样本均值。$s^2_{treated}$ 和 $s^2_{nontreated}$ 分别表示治疗和未治疗受试者的协变量样本方差。标准化差异 > | 0.10 | 通常被认为是有意义的；②加权样本量；③可支配收入分为五分位数，其中五分位数 1 代表最弱势群体，五分位数 5 代表最优势群体；④患者的居住地是否有肾移植中心。

我们未能使用 Hosmer-Lemeshow C 统计量（$p = 0.89$）否定相应变量（接受肾移植）的观测值与预测值之间没有差异的零假设。Pregibon 模型指定检验表明治疗模型是正确指定的，因为预测值平方的参数估计值不显著（$p = 0.10$）。

## 二、对医疗费用的描述性分析

表 9 – 2 显示了患者在接受肾移植之后的第一年到第三年以及在接受肾移植之后的 3 年间的卫生保健费用的描述性分析。在不做任何调整的情况下，我们可以看到，在接受肾移植治疗之后的第一年，肾移植的平均医疗保健成本要比透析高。然而，与患者接受肾移植之后的第二年、第三年和 3 年间相比，透析治疗的医疗保健费用均高于肾移植治疗。

表 9 – 2　肾移植后第一年到第三年以及 3 年间的总医疗费用的
描述性分析（平均值 ± 标准差）

单位：欧元

| 年份 | 总费用 | 透析费用 | KTx 费用 |
| --- | --- | --- | --- |
| KTx 后的第一年<br>（$n = 739$） | 53 843 ± 38 578 | 43 984 ± 49 024 | 55 673 ± 36 063 |
| KTx 后的第二年<br>（$n = 582$） | 16 723 ± 30 249 | 45 344 ± 53 310 | 11 493 ± 19 761 |
| KTx 后的第三年<br>（$n = 499$） | 17 961 ± 33 326 | 52 566 ± 52 399 | 11 727 ± 23 803 |
| KTx 后 3 年间<br>（$n = 480$） | 87 353 ± 80 429 | 135 973 ± 135 520 | 78 998 ± 63 138 |

注：KTx—肾移植；$n$—样本量。

# 第三节　不同治疗方式对总医疗费用的影响

对于列入肾移植候补名单的患者，表 9 – 3 显示了估计的不同治疗方式对总医疗费用的影响。假设所有患者都接受了肾移植，那么在接受肾移植手术后的第一年，估计的总费用为 63 998.0 欧元，比假设所有患者都接受透析治疗的费用高出 21 842.2 欧元。然而，假设所有患者都接受了肾移植手术而不是所有患者都接受透析治疗，那么在接受肾移植后的第二年和第三年，估计的年均总费用将分别降低 39 004. 4 欧元和 57 427. 8 欧元。透析 3 年间和透析后的平均治疗费用比肾移植分别高出 97 789. 6 欧元和 113 891. 0 欧元。

表 9-3　不同治疗方式对医疗费用的影响

单位：欧元

| | KTx 之后的第一年<br>($n=739$)<br>系数<br>(95% CI) | KTx 之后的第二年<br>($n=582$)<br>系数<br>(95% CI) | KTx 之后的第三年<br>($n=499$)<br>系数<br>(95% CI) | KTx 之后 3 年内总成本<br>($n=480$)<br>系数<br>(95% CI) | KTx 之后的总体成本<br>($n=873$)<br>系数<br>(95% CI) |
|---|---|---|---|---|---|
| ATE | | | | | |
| KTx vs 透析 | 21 842. 4<br>(6 159. 8 ~ 37 525. 0) | −39 004. 4<br>(−60 727. 5 ~ 17 281. 4) | −57 427. 8<br>(−91 148. 6 ~ 23 706. 9) | −97 789. 6<br>(−160 146. 4 ~ 35 432. 8) | −113 891. 0<br>(−177 756. 2 ~ 50 025. 0) |
| POM | | | | | |
| KTx | 63 998. 0<br>(52 646. 9 ~ 75 349. 0) | 12 701. 0<br>(6 967. 1 ~ 18 435. 0) | 11 074. 0<br>(5 665. 0 ~ 16 482. 9) | 79 819. 0<br>(63 870. 3 ~ 95 767. 6) | 129 040. 5<br>(108 019. 9 ~ 150 061. 0) |
| 透析 | 42 155. 6<br>(32 473. 6 ~ 51 837. 5) | 51 705. 4<br>(31 557. 3 ~ 71 853. 6) | 68 501. 7<br>(33 949. 5 ~ 103 054. 0) | 177 608. 5<br>(122 086. 6 ~ 233 135. 0) | 242 931<br>(183 398. 3 ~ 302 463. 8) |

注：KTx—肾移植；$n$—样本量；CI—置信区间；ATE—平均处理效果；POM—潜在结果均值。

# 第四节　不同治疗方式对住院费用的影响

对列入肾移植候补名单的患者，表 9-4 显示了估计的不同治疗方式对患者住院费用的影响。假设所有患者都接受了肾移植，那么在接受肾移植治疗后的第一年，估计的平均住院费用为 46 297. 2 欧元，比假设所有患者都接受透析治疗的费用高出 22 324. 4 欧元。在接受肾移植治疗之后的第二年和第三年，肾移植组中的大多数患者都是零费用。而且，在接受肾移植手术后的第二年和第三年，样本量变得相对较小（分别为 235 例患者和 214 例患者），导致我们在进行分析时，数据难以得到收敛。因此，我们没有显示接受肾移植治疗之后第二年和第三年的住院费用的结果。

表 9-4　不同治疗方式对患者住院费用的影响

单位：欧元

| | 系数 | p | 95% CI | |
|---|---|---|---|---|
| KTx 之后的第一年（n = 659） | | | | |
| ATE | | | | |
| KTx vs 透析 | 22 324.4 | 0.000 | 13 059.2 | 31 589.7 |
| POM | | | | |
| KTx | 46 297.2 | 0.000 | 41 637.9 | 50 956.5 |
| 透析 | 23 972.8 | 0.000 | 16 912.3 | 31 033.2 |

注：CI—置信区间；KTx—肾移植；n—样本量；ATE—平均处理效果；POM—潜在结果均值。

# 第五节　不同治疗方式对门诊和初级保健费用的影响

对于列入肾移植候补名单的患者，表 9-5 显示了估计的不同治疗方式对门诊和初级保健费用的影响。假设所有患者都接受了肾移植手术，而不是所有患者都接受透析治疗，估计的患者在接受肾移植治疗后第一年至第三年的门诊费用和初级保健费用分别要低 11 887.3 欧元、27 016.6 欧元和 42 392.1 欧元。

表 9-5　不同治疗方式对门诊和初级保健费用的影响

单位：欧元

| | KTx 之后的第一年<br>（n = 726）<br>系数（95% CI） | KTx 之后的第二年<br>（n = 591）<br>系数（95% CI） | KTx 之后的第三年<br>（n = 506）<br>系数（95% CI） |
|---|---|---|---|
| ATE | | | |
| KTx vs 透析 | −11 887.3<br>（−20 533.3 ~ 3 241.2） | −27 016.6<br>（−38 932.2 ~ 15 101.0） | −42 392.1<br>（−62 037.5 ~ 22 746.7） |

续表

| | KTx 之后的第一年<br>( $n = 726$ )<br>系数（95% CI） | KTx 之后的第二年<br>( $n = 591$ )<br>系数（95% CI） | KTx 之后的第三年<br>( $n = 506$ )<br>系数（95% CI） |
|---|---|---|---|
| POM | | | |
| KTx | 15 599.1<br>（12 354.4～18 843.7） | 8 099.4<br>（5 123.9～11 074.9） | 6 460.4<br>（4 006.5～8 914.4） |
| 透析 | 27 486.3<br>（19 586.9～35 385.8） | 35 116.0<br>（24 324.9～45 907.1） | 48 852.6<br>（29 099.0～68 606.1） |

注：KTx—肾移植；$n$—样本量；CI—置信区间；ATE—平均处理效果；POM—潜在结果均值。

# 第六节　敏感性分析

对于列入肾移植候补名单的患者，我们的敏感性分析结果显示了估计的不同治疗方式对患者的总医疗费用的影响。假设所有患者都接受肾移植治疗，则估计的肾移植治疗后的第一年总费用将比假设所有患者都接受透析治疗的情况高出 23 940 欧元。然而，假设所有患者都接受了肾移植治疗，则估计的肾移植治疗后的第二年和第三年总费用将分别比假设所有患者都接受透析治疗的情况低 38 742 欧元和 55 185 欧元，即我们的研究结果对严格的纳入/排除标准并不十分敏感。

# 第七节　讨论与建议

在这项基于人群的研究中，我们发现与透析治疗相比，肾移植后第一年具有较高的总医疗费用，之后肾移植治疗的总医疗费用较透析治疗低。就住院费用而言，肾移植手术后第一年的住院费用也高于透析费用。然而，就门诊和初级保健费用而言，肾移植具有较低的相关费用。

就 3 年总的医疗费用而言，我们发现肾移植的费用比透析的费用高，这可能主要是由于肾移植手术后第一年的昂贵手术费用。然而，我们没有包括免疫抑制药物成本和其他药物成本，这可能会低估肾移植的成本。

对于住院费用，我们注意到从接受肾移植治疗之后的第二年开始，多数患者的住院费用为零。可能的原因是多方面的，其中一种可能是患者在接受肾移植手术后身体状况良好，而另一种可能是患者在接受肾移植手术后，肾移植的医疗保健费用的大部分用于处方药（即免疫抑制剂）。瑞典先前的研究发现，肾移植患者的年平均费用为 15 500 欧元，其中处方药占近 50%[26]。然而，我们的数据中没有包括处方药成本，这可能会导致肾移植治疗节省成本的优势被高估。

对于门诊和初级保健费用，我们发现在肾移植手术后第一年的肾移植费用也较低。这表明，肾移植手术后第一年的大多数费用发生在住院治疗中。然而，对于透析治疗，年平均费用的 71% 都是门诊费用[26]。

我们还结合了以前的研究结果和本研究的结果，从卫生经济学评价的角度比较了肾移植治疗和透析治疗。我们在先前的研究中估计了与透析治疗相比，肾移植治疗对生存时间的影响，发现与透析治疗相比，肾移植治疗的生存优势被估计为 13.79 年。在我们的这项研究中，我们估计了与透析相比，肾移植对医疗保健费用的影响，发现与透析治疗相比，肾移植治疗平均可节省 113 891 欧元的医疗费用。这两项研究的结果表明，肾移植是一种更好且更便宜的治疗方法。我们的另一项研究使用了相同的患者，发现在劳动力市场结果（例如，重返工作的可能性和提早退休的风险）方面，肾移植治疗也是优于透析治疗的[27]。至少在这三个方面，肾移植治疗比透析治疗占优势。

我们的这项研究是基于瑞典医疗保健系统中所有使用医疗保健服务的患者的数据，并通过唯一的患者编号将其与多个全国性的个体层面数据库链接，从而获得患者的住院费用、门诊和初级保健费用以及死亡信息。这些数据可以确保我们能够分析患者在同一年和同一家医院使用医疗保健服务的情况。

即使我们已经应用了反转概率加权方法来减少治疗的选择偏倚，我们仍然不能消除未观察到的变量引起的潜在偏倚。我们这项研究的结果仅可外推到斯科纳地区和斯德哥尔摩地区的终末期肾病患者。并非所有的医疗保健成本类别都包括在我们的数据中，例如，处方药和肾脏器官捐助者的成本尚未包括在内，这可能会导致对患者实际发生成本的低估[9]。

　　即使肾移植患者在接受肾移植后的第一年的费用比透析治疗更高，但从长远来看（至少在接受肾移植后 3 年），肾移植仍与较低的总费用有关。考虑到我们先前的研究结果（肾移植比透析的生存时间更长），肾移植治疗是具有成本效果的。需要进行进一步研究以评估更长的随访期内肾移植和透析的费用。

## 参考文献

[1] CHAMBERLAIN G, BABOOLAL K, BENNETT H, et al. The economic burden of posttransplant events in renal transplant recipients in Europe [J]. Transplantation, 2014, 97 (8): 854-861.

[2] KLARENBACH S W, TONELLI M, CHUI B, et al. Economic evaluation of dialysis therapies [J]. Nature Reviews Nephrology, 2014, 10 (11): 644-652.

[3] DE VECCHI A F, DRATWA M, WIEDEMANN M E. Healthcare systems and end-stage renal disease (ESRD) therapies—an international review: costs and reimbursement/funding of ESRD therapies [J]. Nephrology Dialysis Transplantation, 1999, 14 (suppl 6): 31-41.

[4] WIKSTROM B, FORED M, EICHLEAY M A, et al. The financing and organization of medical care for patients with endstage renal disease in Sweden [J]. International Journal of Health Care Finance and Economics, 2007, 7 (4): 269-281.

[5] STENVINKEL P. Chronic kidney disease: a public health priority and harbinger of premature cardiovascular disease [J]. Journal of Internal Medicine, 2010, 268 (5): 456-467.

[6] JARL J, DESATNIK P, HANSSON U P, et al. Do kidney transplantations save money? A study using a before-after design and multiple register-based data from Sweden [J]. Clinical Kidney Journal, 2017, 11 (2): 283-288.

[7] BERGER A, EDELSBERG J, INGLESE G W, et al. Cost comparison of peritoneal dialysis versus hemodialysis in end-stage renal disease [J]. The American Journal of Managed Care, 2009, 15 (8): 509-518.

[8] SURENDRA N K, MANAF M, LAI S H, et al. The cost of dialysis in Malaysia: haemodialysis and continuous ambulatory peritoneal dialysis

［J］. Malaysian Journal of Public Health Medicine, 2018, 18（12）: 70-81.

［9］ HOWARD K, SALKELD G, WHITE S, et al. The cost-effectiveness of increasing kidney transplantation and homebased dialysis ［J］. Nephrology（Carlton）, 2009, 14（1）: 123-132.

［10］ ROSNER M H. Cost of peritoneal dialysis and haemodialysis across the world ［J］. Nephrology Dialysis Transplantation, 2013, 28（10）: 2553-2569.

［11］ VILLA G, RODRÍGUEZ-CARMONA A, FERNÁNDEZ-ORTIZ L, et al. Cost analysis of the Spanish renal replacement therapy programme ［J］. Nephrology Dialysis Transplantation, 2011, 26（11）: 3709-3714.

［12］ ZHANG Y, GERDTHAM U G, RYDELL H, et al. Socioeconomic inequalities in the kidney transplantation process: a registry-based study in Sweden ［J］. Transplant Direct, 2018, 4（2）: e346.

［13］ CURTIS L H, HAMMILL B G, EISENSTEIN E L, et al. Using inverse probability-weighted estimators in comparative effectiveness analyses with observational databases ［J］. Medical Care, 2007, 45（suppl 2）: S103-S107.

［14］ Swedish Renal Registry ［EB/OL］. ［2016-09-15］. http://www. med scinet. net/snr.

［15］ Register of the Total Population（RTB） ［EB/OL］. ［2017-10-19］. https://www. scb. se/sv_ /Vara-tjanster/Bestalla-mikrodata/Vilka-mikrodata-finns/Registretover-totalbefolkningen-RTB/.

［16］ Scandia transplant database ［DB/OL］. ［2017-10-19］. http://www. scandiatransplant. org/.

［17］ Statistics Sweden（SCB）. LISA database. Secondary LISA database ［DB/OL］. ［2016-09-15］. http://www. scb. se/en_ /Services/Guidance-for-researchers-and-universities/SCB-Data/Longitudinal integration-database-for-health-insurance-and-labour-market-studies-LISA-bySwedish-acronym/. eng；http：//www. scb. se/lisa/swedish.

［18］ CHARLSON M E, POMPEI P, ALES K L, et al. A new method of classifying prognostic comorbidity in longitudinal studies：development and validation ［J］. Journal of Chronic Diseases, 1987, 40 （5）：373-383.

［19］ Statistics Sweden （SCB） ［EB/OL］. ［2016-09-15］. http：//www. scb. se/en_ /Findingstatistics/Statistics-by-subject-area/Prices-and-Consumption/Consumer-PriceIndex/Consumer-Price-Index-CPI/Aktuell-Pong/ 33779/Consumer-Price-Index-CPI/272151/.

［20］ The Swedish Central Bank annual average exchange rates ［EB/OL］. ［2016-06-09］. http：//www. riksbank. se/sv/Rantor-och-valutakurser/ Sok-rantor-och-valutakurser/? g130-SEKEURPMI = on&from = 2012-01-02&to = 2012-12-28&f = Year&cAverage = Average&s = Comma#search.

［21］ LUO Z, GARDINER J C, BRADLEY C J. Applying propensity score methods in medical research：pitfalls and prospects ［J］. Medical Care Research & Review Mcrr, 2010, 67 （5）：528.

［22］ AUSTIN P C, STUART E A. Moving towards best practice when using inverse probability of treatment weighting （IPTW） using the propensity score to estimate causal treatment effects in observational studies ［J］. Statistics in Medicine, 2015, 34 （28）：3661-3679.

［23］ BAYAT S, KESSLER M, BRIANCON S, et al. Survival of transplanted and dialysed patients in a French region with focus on outcomes in the elderly ［J］. Nephrology Dialysis Transplantation, 2010, 25 （1）：292-300.

［24］ TSENG F M, PETRIE D, WANG S, et al. The impact of spousal bereavement on hospitalisations：evidence from the Scottish Longitudinal Study ［J］. Health Economics, 2018, 27 （2）：e120-e138.

［25］ DEHEJIA R H, WAHBA S. Propensity score-matching methods for nonexperimental causal studies ［J］. The Review of Economics and Statistics, 2002, 84：151-161.

[26] ERIKSSON J K, NEOVIUS M, JACOBSON S H, et al. Healthcare costs in chronic kidney disease and renal replacement therapy: a population-based cohort study in Sweden [J]. BMJ Open, 2016, 6 (10): e012062.

[27] JARL J, GERDTHAM U G, DESATNIK P, et al. Effects of kidney transplantation on labor market outcomes in Sweden [J]. Transplantation, 2018, 102 (8): 1375-1381.

# 第十章　血液透析和腹膜透析

## 第一节　研究意义

慢性肾病已经越来越被认为是一个全球性的公共卫生问题，这不仅是因为慢性肾病在全球范围内的发病率不断上升，还因为在肾功能完全丧失的情况下，接受肾脏替代治疗（RRT）的不公平现象越来越严重[1]。慢性肾病患者的肾脏功能损害的终末期阶段即为终末期肾病（ESRD）阶段[2]。终末期肾病患者只能采取透析或肾移植等肾替代治疗来维持生命，其中，透析又包括血液透析（HD）和腹膜透析（PD）[3]。由于肾移植所需的肾脏供体有限，血液透析和腹膜透析成为治疗终末期肾病的主要手段[4]。尽管与血液透析相比，腹膜透析被认为是一种更经济有效的治疗方法，但在我国仍未得到充分利用[5]。透析模式（PD或HD）的最佳选择仍是一个有争议的问题。

血液透析通常是在护士的监督下，在门诊使用透析机每周进行3次透析。这可能会影响血液透析患者的职业和个人生活。腹膜透析患者在接受专业护理人员的培训后，通常在家中自行或在护理人员的帮助下进行透析。腹膜透析是通过人工或在患者睡眠时由机器自动将透析液填充和排出腹膜，每天需进行4次[3]。在许多情况下，腹膜透析显然是终末期肾病患者的最佳选择，因为患者可以自行在家中进行透析，不像血液透析只能在医院进行，从而避免了交叉感染的风险；而且可以节约往返医院的直接非医疗成本（比如，交通费用等）[6]。此外，还可以起到节约卫生人力成本、缓解卫生人力不足压力的作用。

透析治疗给患者本人及其家庭、社会保障部门乃至整个社会带来了沉重的经济负担[7]。由于疾病伤残程度很高，近一半的透析患者处于失业状态，相当一部分患者为最低基本生活保障线所覆盖的人群，近

1/3 的患者已负债透析。透析人群中普遍存在"因病致残、因残致贫"的现象[8]。由于患者需要终身透析，且工作能力的丧失使预期收入只降不升，因此这种现象将不断加剧。文献表明，腹膜透析患者的社会功能优于血液透析患者[8]。腹膜透析主要是在家中进行透析，对日常生活影响较小，而且对患者因病导致的间接成本损失较小，患者有较高的返回工作岗位概率[9]。截至 2011 年 5 月，我国接受血液透析的患者约为 26 万例，接受腹膜透析的患者数量仅有 2 万例（以上数据未包括港澳台数据）；血液透析患者比例约占 90%，腹膜透析患者不足 10%[10]。可见腹膜透析服务开展尚不充分，导致很大比例的人群不能接受腹膜透析治疗。

选择血液透析或腹膜透析作为初始透析治疗方式与多种因素有关，包括政府卫生政策或报销政策、并发症、个人生活方式、血液透析和腹膜透析的可及性、患者对不同透析方式的了解程度、肾病学经验等[9]。在不同国家或地区，透析模式的选择不仅受医学因素影响，还受非医学因素的影响，包括财务和报销政策等[11]。泰国政府在 2001 年启动的全民医保计划资助的肾替代治疗采用了"腹膜透析优先"的政策，该政策规定：所有无禁忌证的终末期肾病新患者必须使用连续性腹膜透析作为第一治疗方法，或自行承担血液透析的费用[12]。西班牙在 2009 年成立了腹膜透析发展支持小组（GADDPE），提出了促进腹膜透析发展的若干策略。在这之后的 5 年里，西班牙腹膜透析患者数量显著上升，腹膜透析患者占比年增长率超过 4%，在欧洲主要国家中位居前列[13]。虽然在高、中、低收入国家或地区存在差异，但腹膜透析的费用通常似乎比血液透析的费用要低[9]。卫生部于 2011 年 6 月发布《关于做好腹膜透析有关工作的通知》，提出要在全国范围内提供腹膜透析规范化培训和技术指导，以提高各级医疗机构腹膜透析的服务能力及水平，目的是为腹膜透析的推广和应用创造硬件条件。近年来，强化整合型医疗卫生服务体系的建设，也为腹膜透析的可及性和推广提供了机遇和广阔前景。

目前，随着终末期肾病患者的增多，我国血液透析接近饱和，多数医院都必须通过购买血透机来提高透析能力，如何可持续地发展透析治疗，满足透析患者不断增长的需求，是当前亟待解决的问题。另外，由于我国幅员辽阔，使得血液透析中心对广大农村患者可及性低，腹膜透析的优势更加明显。我国目前大病医保覆盖血液净化治疗，从卫生经济学角度考虑，国家会更支持腹膜透析的发展。在2011年发布《关于做好腹膜透析有关工作的通知》后，我国不同省市和地区血液透析和腹膜透析的利用情况如何，不同透析方式的费用情况如何以及影响因素有哪些，在我国腹膜透析是否以及能否作为肾脏替代治疗的第一选择，这些问题目前尚不清楚。因此，若要有效推广腹膜透析，认识和鉴别哪些因素阻碍了这一治疗方式的推广应是首先要解决的问题；弄清楚这些问题可以为进一步有效推广腹膜透析提供基于现况的实证依据。

## 第二节　国内外研究现状

### 一、血液透析和腹膜透析的可及性情况

终末期肾病是指由于肾脏疾病导致肾脏功能产生不可逆衰退的终末期阶段。肾移植是治疗终末期肾病最经济有效的肾脏替代疗法[14]。然而，器官来源的缺乏限制了它的应用，因此大多数终末期肾病患者最终要么接受血液透析，要么接受腹膜透析。相关研究表明，维持透析的患者中65%左右的患者既适合血液透析，也适合腹膜透析治疗[15]。艾沙耶德（Elsayed）等对利用倾向性评分匹配法比较血液透析和腹膜透析死亡率的研究进行了系统综述和元分析（meta-analysis），结果表明，腹膜透析和血液透析具有相当的死亡率[16]。尽管两种透析模式的死亡率没有差异，但是腹膜透析与更好的生活质量和更高的就业机会相关[17-18]。目前估计全世界有超过272 000名患者接受腹膜透析，约占全球透析人口的11%[19]。然而，不同国家和地区对腹膜透析的使用存在很大的不同。全球腹膜透析的年增长率估计为8%，高于血液透析的年增长率（6% ~ 7%）[19]。在发达国家中腹膜透析的增长情况不尽相同，例如美国的腹膜透析患者比例从2003年的8.9%增加到2013年的

9.7%，而加拿大的腹膜透析患者比例却从 2004 年的 17.1% 下降至 2013 年的 16.3%[20]。截至 2011 年 5 月，我国登记接受血液透析治疗的患者是接受腹膜透析治疗的患者的 13 倍[21]。在我国，从 1999 年的腹膜透析患者 4 380 例，至 2018 年底登记存活腹膜透析患者 86 264 例（以上数据未包括港澳台数据），腹膜透析患者人数增长近 20 倍[22]。各国内部腹膜透析的使用也存在明显差异，比如，我国西部发展中地区腹膜透析患者总数和腹膜透析质量在全国范围内处于较低水平[23]。

人口老龄化和糖尿病发病率的升高也是透析治疗面临的一个主要挑战。考虑到与老龄化和糖尿病相关的血流动力学不稳定和血管通路问题，老年人和患有终末期肾病的糖尿病患者可能从腹膜透析治疗中获益要比从血液透析中获益多。因此，腹膜透析在这两类人群中的使用率可能会随着时间的推移而增加。在我国香港，一些养老院已经为老人们提供协助性的腹膜透析[20]。我国紧密的家庭结构可以保证老年患者的家庭能够帮助老年患者进行腹膜透析。然而，目前血液透析在政策和推广使用上具有普遍性，受各种医疗和非医疗因素的影响，腹膜透析虽被临床证明较血液透析更为经济适用，但在推广上仍然存在阻力，在患者中接受度不高。

## 二、血液透析和腹膜透析的疾病经济负担情况

慢性肾病是一个世界范围内的严重的公共卫生问题，发展中国家和发达国家的终末期肾病负担将继续增加[24]。根据 2015 年全球疾病负担研究，该病是第 12 大死亡原因，每年导致全世界 110 万人死亡[25]。在美国，由于人口老龄化和高血压、糖尿病等疾病的流行，终末期肾病的发病率到 2030 年将比 2015 年增加 11% ~ 18%，这将使终末期肾病患者的数量在同一时期增加 29% ~ 68%，即终末期肾病患者到 2030 年将介于 97.1 万人与 125.9 万人之间[26]。预计接受肾脏替代治疗的人数将增加一倍以上，从 2010 年的 261.8 万人增加到 2030 年的 543.9 万人。在亚洲，预计接受肾脏替代治疗的人数将从 2010 年的 96.8 万人增长到 2030 年的 216.2 万人；在非洲，预计接受肾脏替代治疗的人数将从

2010 年的 8.3 万人增长到 2030 年的 23.6 万人；在拉丁美洲和加勒比地区，预计接受肾脏替代治疗的人数将从 2010 年的 37.3 万人增加到 2030 年的 90.3 万人[24]。在我国，终末期肾病的患病率为 79.1 人/百万人口，发病率为 36.1 人/百万人口，并呈现逐年增长的趋势，我国每年大约新增 12 万终末期肾病患者，新增医疗费用 100 多亿元，占卫生总费用的 1%～3%[27]。终末期肾病已成为危害我国人民群众身体健康的重大疾病之一。

由于目前控制终末期肾病发生的有效策略较少，这将增加医疗保险制度面临的财务困难。肾替代治疗是终末期肾病患者维持生命的治疗方式，但人均费用非常高[7]。肾替代治疗消耗了全球医疗预算的 3%～5%，其中透析是没有限制的。据估计，到 2020 年，美国用于终末期肾病的医疗开支总额将达 536 亿美元，是 2005 年的 2.5 倍[9]。2008 年，贾斯特（Just）等[28]发表了一篇综述文章，报道了各个发展中国家和发达国家血液透析与腹膜透析成本的比率。这篇文章的结论是，在发达国家，血液透析是一种比腹膜透析更昂贵的模式，但是没有足够的数据来概括发展中国家的成本。2001 年，李（Li）和周（Chow）[29]指出，在亚洲发达国家，血液透析的成本普遍高于腹膜透析，而在亚洲发展中国家，情况正好相反。2010 年，阿布－艾莎（Abu-Aisha）和埃拉明（Elamin）[30]的一篇文章考察了非洲腹膜透析的情况，发现只有少数国家的腹膜透析比血液透析便宜，而在大多数非洲国家腹膜透析和血液透析一样贵，甚至比血液透析还要贵。该文章还强调，腹膜透析在非洲仍处于非常早期的发展阶段。血液透析在我国是主要的透析方式，且我国慢性肾病的医疗资源分布存在明显区域差异性[31]。在我国，2011 年以后有几项研究比较了血液透析和腹膜透析的费用，均得出腹膜透析比血液透析具有经济适宜性的结论[5,10,32-33]。然而，之前的研究有一定的局限性，比如只采用几所医院的终末期肾病患者的数据或是只利用某个城市的医保数据，而且之前的研究多采用真实世界数据来描述两种透析治疗的成本，但是在利用真实世界数据比较两种透析治疗时存在选择偏倚的问题，因此，研究结果不能代表我国目前血液透析和腹膜透析利用和费用的整体情况。

## 第三节　推广腹膜透析的阻碍性因素

在世界不同国家和地区，来自患者、医疗机构、卫生保健系统和企业等的因素都影响着腹膜透析的使用（如图 10 - 1 所示）。来自泰国、美国和大洋洲的经验说明了卫生保健系统因素在促进腹膜透析使用中的重要性。在许多非洲国家，医疗机构因素对腹膜透析的利用有着特别重要的影响。

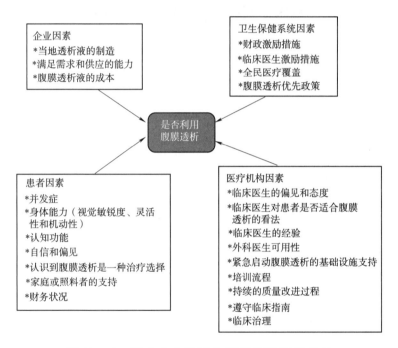

图 10 - 1　影响患者接受腹膜透析的因素总结

## 第四节　未来需解决的问题

在全国范围内推广腹膜透析之后，有必要针对终末期肾病患者开展血液透析和腹膜透析两种透析方式比较的卫生经济学研究，评估政策推广后两种透析方式的可及性变化及疾病经济负担，探索经济适用的透析方式，以便减轻患者家庭经济负担和医保基金压力，从而达到为全社会节约医疗资源的目的。另外，还可以从不同角度探索阻碍腹膜透析在我国有效推广的可能影响因素并提出对策建议。这些研究将为临床指南的修订及医保报销政策的改革提供实证依据。加强相关的疾病经济负担现状研究，也将为政府和决策者解决"因病致贫"和"因病返贫"问题提供流行病学和卫生经济学证据。探索推广腹膜透析的阻碍性因素，有利于为进一步有效推广腹膜透析提出对策建议。终末期肾病是一种长期需要用昂贵的资源来维持的消耗性疾病，对它所采取的政策不仅直接影响到患者的生存，还关系到社会的稳定，其政策的影响范围广泛而深远。

## 参考文献

［1］EL NAHAS A M，BELLO A K. Chronic kidney disease：the global challenge ［J］. The Lancet，2005，365（9456）：331-340.

［2］KLEIN M G，VERTER V，MOSES B G. Designing a rural network of dialysis facilities ［J］. European Journal of Operational Research，2020，282：1088-1100.

［3］OSASUYI I，BROWN E A，LINA J，et al. Quality of life with conservative care compared with assisted peritoneal dialysis and haemodialysis ［J］. Clinical Kidney Journal，2018，12（2）：262-268.

［4］路文慧. 终末期肾病患者的家庭护理负担研究进展 ［J］. 实用临床护理学杂志，2018，3（46）：196.

［5］聂晨，高双庆，陈金榆，等. 终末期肾病患者血液透析与腹膜透析医疗费用支出比较研究 ［J］. 中国医药导报，2019，16（24）：59-61.

［6］LIU J，HUTTON D W，GU Y，et al. Financial implications of dialysis modalities in the developing world：A Chinese perspective ［J］. Peritoneal Dialysis International，2020，40（2）：193-201.

［7］MOHNEN S M，VAN OOSTEN M J M，LOS J，et al. Healthcare costs of patients on different renal replacement modalities — Analysis of Dutch health insurance claims data ［J］. PLoS One，2019，14（8）：e0220800.

［8］肖月，隋宾艳，赵琨. 我国终末期肾病现状及透析技术的应用、费用及支付情况分析 ［J］. 中国卫生政策研究，2011，4（5）：29-33.

［9］ROGNONI C，TOZZI M，TARRICONE R. Endovascular versus surgical creation of arteriovenous fistula in hemodialysis patients：cost-effectiveness and budget impact analyses ［J］. The Journal of Vascular Access，2020，22（1）：48-57.

[10] 赵琨, 齐雪然, 隋宾艳, 等. 终末期肾病腹膜透析预算影响分析 [J]. 中国卫生经济, 2015, 34 (1): 66-69.

[11] LU R, ESTREMADOYRO C, CHEN X, et al. Hemodialysis versus peritoneal dialysis: an observational study in two international centers [J]. International Journal of Artificial Organs, 2017, 41 (1): 58-65.

[12] THAMMATACHAREE N, MILLS A, NITSCH D, et al. The changing patterns of access overtime to the renal replacement therapy programme in Thailand [J]. Health Policy and Planning, 2020, 35 (1): 1-6.

[13] WONG C K H, CHEN J, FUNG S K S, et al. Direct and indirect costs of end-stage renal disease patients in the first and second years after initiation of nocturnal home haemodialysis, hospital haemodialysis and peritoneal dialysis [J]. Nephrology Dialysis Transplantation, 2019, 34 (9): 1565-1576.

[14] LV J C, ZHANG L X. Prevalence and disease burden of chronic kidney disease [J]. Advances in Experimental Medicine and Biology, 2019, 1165: 3-15.

[15] 汪涛. 第十一届国际腹膜透析会议总结 [J]. 中国血液净化, 2006, 5 (11): 761.

[16] ELSAYED M E, MORRIS A D, LI X, et al. Propensity score matched mortality comparisons of peritoneal and in-centre haemodialysis: systematic review and meta-analysis [J]. Nephrology Dialysis Transplantation, 2020, 35 (12): 2172-2182.

[17] SURENDRA N K, ABDUL MANAF M R, HOOI L S, et al. Cost utility analysis of end stage renal disease treatment in Ministry of Health dialysis centres, Malaysia: hemodialysis versus continuous ambulatory peritoneal dialysis [J]. PLoS One, 2019, 14 (10): e0218422.

[18] DE VRIES E F, LOS J, DE WIT G A, et al. Patient, family and productivity costs of end-stage renal disease in the Netherlands: exposing non-healthcare related costs [J]. BMC Nephrol, 2021, 22

（1）：341.

［19］MURALIDHARAN A，WHITE S. The need for kidney transplantation in low- and middle-income countries in 2012：an epidemiological perspective［J］. Transplantation，2015，99（3）：476-481.

［20］LI P K，CHOW K M，VAN DE LUIJTGAARDEN M W，et al. Changes in the worldwide epidemiology of peritoneal dialysis［J］. Nature Reviews Nephrology，2017，13（2）：90-103.

［21］时秋英，史小艳，李亚萌. 血液透析与腹膜透析在病人生命质量与费用方面的对比研究［J］. 护理研究：下旬版，2012，26（6）：1633-1635.

［22］倪兆慧，金海姣. 中国腹膜透析发展70年［J］. 中国血液净化，2019，18（10）：661-663.

［23］YU X Q，YANG X. Peritoneal dialysis in China：meeting the challenge of chronic kidney failure［J］. American Journal of Kidney Diseases，2015，65（1）：147-151.

［24］LIYANAGE T，NINOMIYA T，JHA V，et al. Worldwide access to treatment for end-stage kidney disease：a systematic review［J］. The Lancet，2015，385（9981）：1975-1982.

［25］WANG H D，NAGHAVI M，ALLEN C，et al. Global，regional，and national life expectancy，all-cause mortality，and cause-specific mortality for 249 causes of death，1980-2015：a systematic analysis for the Global Burden of Disease Study 2015［J］. The Lancet，2016，388（10053）：1459-1544.

［26］MCCULLOUGH K P，MORGENSTERN H，SARAN R，et al. Projecting ESRD incidence and prevalence in the United States through 2030［J］. Journal of the American Society of Nephrology，2019，30（1）：127.

［27］谢小萍，何强，李贵森，等. 终末期肾病血液透析和腹膜透析的经济学评价［J］. 卫生经济研究，2014（7）：43-48.

［28］JUST P M，RIELLA M C，TSCHOSIK E A，et al. Economic evaluations of dialysis treatment modalities [J]. Health Policy, 2008, 86 (2): 163-180.

[29] LI P K T, CHOW K M. The cost barrier to peritoneal dialysis in the developing world—an Asian perspective [J]. Peritoneal Dialysis International, 2001, 21: S307-S313.

[30] ABU-AISHA H, ELAMIN S. Peritoneal dialysis in Africa [J]. Peritoneal Dialysis International, 2010, 30 (1): 23.

[31] 付平, 刘菁. 浅谈我国慢性肾脏病"一体化"管理模式 [J]. 华西医学, 2019, 34 (7): 723-726.

[32] 王文仪, 梁鸿, 芦炜. 终末期肾病患者治疗费用负担分析与政策建议 [J]. 中国卫生资源, 2018, 21 (2): 121-126.

[33] 郭武栋, 刘莹, 赵琨, 等. 基于7所医院数据的血液透析与腹膜透析成本比较研究 [J]. 中国医院管理, 2018, 38 (6): 50-54.